MEDICAL IMAGE

メディカル
イメージブック

イラスト・ふりがな付き

解剖学

中島雅美 編

医歯薬出版株式会社

This book is originally published in Japanese under the title of :

MEDIKARU IMEIJIBUKKU KAIBOUGAKU
(Medical Imagebook, Anatomy)

NAKASHIMA, Masami
  PTOT Gakusyu Kyoiku Kenkyujo

© 2010 1st ed.

ISHIYAKU PUBLISHERS, INC.
  7-10, Honkomagome 1 chome, Bunkyo-ku,
  Tokyo 113-8612, Japan

はじめに

　医療従事者を目指して学んでいる医学関連学校の学生諸氏にとって，「解剖学」「生理学」は基礎中の基礎です．職種によって学内で学ぶ時間数に多少の差はありますが，1年次の学習の登竜門となる学問に間違いありません．

　それは人間の正常な身体構造はもとより身体機能や精神・心理面まで学ばなければ，病気・疾患を理解することはできないからです．日本における医学学習は積み上げ方式で「解剖学」「生理学」を学ばなければ次の学年で学ぶ「臨床医学(疾患)」を理解できない仕組みになっています．つまりこの「解剖学」「生理学」を制覇することが最も重要なことになるのです．

　初めて医学を学ぶ学生諸氏が悩むところは，この科目内で学ぶ語句が特殊な医学用語である点です．まずは漢字の読み方で，その読みが一般生活内とは一致しない点が「解剖学は難しい」と思わせる原因であり，「難しい＝勉強したくない」という気持ちにさせるのです．

　本書「メディカル・イメージブック解剖学」では，学生が難しいと思わないように解剖学用語の漢字の全てにルビ(ひらがな)をふり，全ての漢字を読めるようにしました．そして英語の綴りをあえて用いず日本語読みだけにしました．本書は，漢字の「読み」から学びたい人のための書籍です．本書を利用して「解剖学」の扉を開きましょう．そして，医療従事者の道を迷うことなく進みましょう．

　全国の医療従事者を目指して頑張っている学生諸氏が，医療のプロフェッショナルとなることを願っています．

　今回この「メディカル・イメージブック解剖学」を出版するにあたり，医歯薬出版株式会社には一方ならぬご協力を頂きました．書面を借りて心より御礼申し上げます．

2010年3月吉日

中島　雅美

CONTENTS
目 次

第1章 解剖学総論

1. **人体の区分と名称** ……………… 2
   1. 身体の断面に関する用語・2
   2. 身体の方向を示す線・3
2. **体表観察** ……………………………… 4
   1. 上肢の体表観察・4
   2. 下肢の体表観察・5
   3. 手の体表観察・5
3. **発生** ……………………………………… 6
   1. 胚葉の分化・6
4. **細胞と組織** …………………………… 7
   1. 細胞の構造・7
   2. 上皮組織・8

第2章 骨格系

1. **骨の構造** …………………………… 10
   1. 全身の骨格・10
   2. 骨の外形による分類・11
2. **頭部の骨** …………………………… 12
   1. 大人の頭蓋骨・12
   2. 小児(新生児)の頭蓋骨・13
3. **脊柱の骨** …………………………… 14
   1. 脊柱の構造・14
   2. 椎骨の形・15
   3. 脊椎と諸器官の位置の対応・16
4. **胸部の骨** …………………………… 17
   1. 胸部の骨の概観・17
   2. 肋骨・18
   3. 胸骨・18
5. **骨盤** ………………………………… 19
   1. 骨盤の男女差・19
   2. 骨盤と寛骨・20
6. **上肢の骨** …………………………… 21
   1. 肩甲骨・21
   2. 上腕骨・22
   3. 尺骨と橈骨・23
7. **下肢の骨** …………………………… 24
   1. 大腿骨・24
   2. 脛骨と腓骨・25
   3. 足の骨・26

第3章 関節と靱帯

1. **関節の構造** ………………………… 28
   1. 関節の構造・28
   2. 関節面の形態的分類・29
   3. 全身の関節・30
2. **頭部・脊椎の関節・靱帯** ……… 31
   1. 脊椎と頭の連結・31
   2. 脊椎の連結・32
3. **胸部・骨盤の関節・靱帯** ……… 33
   1. 胸部の骨の連結・33
   2. 骨盤の連結・34
4. **肩・肘の関節・靱帯** …………… 35
   1. 肩部の骨の連結・35
   2. 肘部の骨の連結・36
   3. 肩関節・肘関節の断面・37
5. **手部の関節・靱帯** ……………… 38
   1. 手の関節・38

2 手根の靱帯・39
3 指の靱帯・39
6. 股・膝の関節・靱帯 ………… 40
1 股関節・40
2 膝関節・41
3 股関節・膝関節の断面図・41
7. 足部の関節・靱帯 …………… 42
1 足部の関節・42
2 足部の靱帯・43

第4章 筋系

1. 筋の構造 ……………………… 46
1 筋線維の種類・46
2 筋の構造・47
3 筋の形状・48
2. 頭部の筋 ……………………… 49
1 表情筋・49
2 咀嚼筋・50
3. 頸部・背部の筋 ……………… 51
1 頸部の筋・51
2 背部の筋・51
4. 胸部・腹部の筋 ……………… 52
1 胸部・腹部の筋・52
2 横隔膜・53
5. 肩・腕の筋 …………………… 54
1 肩・腕の筋・54
6. 手部の筋 ……………………… 56
1 手部の筋・56
7. 股・膝の筋 …………………… 58
1 股・膝の筋・58
8. 足部の筋 ……………………… 60
1 足部の筋・60

第5章 筋の付着と神経支配

1. 体幹前面の筋
―付着と神経支配 …………… 62
1 体幹前面の筋・62
2 体幹前面の筋―起始・停止
(付着)と神経支配・63
2. 体幹後面および肩周囲の筋
―付着と神経支配 …………… 64
1 体幹後面および肩周囲の
筋・64
2 体幹後面および肩周囲の筋
―起始・停止(付着)と神経支
配・65
3. 上肢の筋
―付着と神経支配 …………… 66
1 上腕の筋・66
2 前腕の筋・66
3 上肢の筋―起始・停止(付着)
と神経支配①・67
4 上肢の筋(手内在筋)―起始・
停止(付着)と神経支配②・68
4. 下肢の筋
―付着と神経支配 …………… 69
1 大腿の筋・69
2 下腿の筋・69
3 下肢および骨盤周囲の筋―起
始・停止(付着)と神経支配・
70
4 下腿および足部の筋―起始・
停止(付着)と神経支配・71

第6章 中枢神経系

1. 神経の構造と発生 …………… 74

- 1 神経細胞・74
- 2 神経系の構成・75
- 3 中枢神経の発生・76

2. 大脳 …………………………… 77
- 1 大脳の区分・77
- 2 大脳皮質の機能局在・78
- 3 大脳の前頭断面・78

3. 脳幹 …………………………… 79
- 1 間脳（視床と視床下部）とその周辺・79
- 2 中脳・橋・延髄の前面・80

4. 小脳 …………………………… 81
- 1 小脳の構造・81

5. 脊髄 …………………………… 83
- 1 脊髄の各部の名称・83
- 2 脊髄の断面図・84

6. 脳室 …………………………… 85
- 1 脳室・85

7. 上行性伝導路 ………………… 86
- 1 脊髄の伝導路（横断面）・86
- 2 上行性伝導路・87

8. 下行性伝導路 ………………… 88
- 1 下行性伝導路・88

第7章 末梢神経系

1. 頸神経叢と腕神経叢 ………… 92
- 1 頸神経叢・92
- 2 腕神経叢・93

2. 上肢の神経と筋支配 ………… 94
- 1 腋窩神経と筋支配・94
- 2 筋皮神経と筋支配・95
- 3 橈骨神経と筋支配・95
- 4 正中神経と筋支配・96
- 5 尺骨神経と筋支配・96

3. 腰神経叢と仙骨神経叢 ……… 97
- 1 腰神経叢・97
- 2 仙骨神経叢・98

4. 下肢の神経と筋支配 ………… 99
- 1 閉鎖神経と大腿神経・99
- 2 坐骨神経（脛骨神経）・100

5. 脳神経 ……………………… 101
- 1 脳神経12対の部位・101
- 2 脳神経のまとめ・102

6. 自律神経系 ………………… 103
- 1 自律神経とは・103
- 2 自律神経の分布・104

第8章 循環器系

1. 脈管系の構造 ……………… 106
- 1 全身の血液循環・106
- 2 胎児の血液循環・107

2. 心臓 ………………………… 108
- 1 心臓と弁・108
- 2 刺激伝導系・109
- 3 冠状動脈・109

3. 動脈① ……………………… 110
- 1 動脈の主幹の走行・110
- 2 外頸動脈・111
- 3 大脳動脈輪（ウィリス動脈輪）・112
- 4 上肢の動脈・113

4. 動脈② ……………………… 114
- 1 腹腔動脈・114
- 2 下肢の動脈・115

5. 静脈① ……………………… 116
- 1 静脈の主幹の走行・116
- 2 上肢の皮静脈・117

6. 静脈② ……………………… 118

- 1 門脈と体幹の静脈・118
- 2 下肢の皮静脈・119
7. リンパ循環 …………………… 120
- 1 全身のリンパ系・120
- 2 リンパ節の構造・121

第9章 呼吸器系

1. 呼吸器系の構造 …………… 124
   - 1 呼吸器の全景・124
2. 上気道—鼻腔から喉頭まで
   ……………………………… 125
   - 1 鼻腔と副鼻腔・125
   - 2 咽頭・126
   - 3 喉頭・127
3. 下気道—気管から肺胞まで
   ……………………………… 128
   - 1 気管と気管支・128
   - 2 肺・129

第10章 消化器系

1. 口腔・咽頭 …………………… 132
   - 1 口腔・舌・歯(咀嚼)・132
   - 2 唾液腺・133
   - 3 咽頭・134
2. 食道と胃 ……………………… 135
   - 1 食道・135
   - 2 胃・136
3. 小腸・大腸 …………………… 137
   - 1 腹腔内臓器の全景・137
   - 2 十二指腸・138
   - 3 腸管の外観全景・139
   - 4 小腸・140

- 5 大腸・141
4. 肝臓・胆嚢・膵臓 …………… 142
   - 1 肝臓・142
   - 2 胆嚢と胆道・143
   - 3 膵臓・143

第11章 泌尿器・生殖器系

1. 泌尿器 ………………………… 146
   - 1 泌尿器の全景・146
   - 2 腎臓の構造・146
   - 3 腎単位(ネフロン)と
     腎小体・147
   - 4 尿管・膀胱・尿道・148
2. 生殖器 ………………………… 150
   - 1 女性生殖器・150
   - 2 男性生殖器・152

第12章 内分泌器系

1. 内分泌腺 ……………………… 156
   - 1 内分泌腺の定義・156
   - 2 内分泌腺の種類と位置・157
2. 視床下部・下垂体・松果体
   ……………………………… 158
   - 1 視床下部, 下垂体, 松果体の
     全景・158
   - 2 視床下部と下垂体・159
3. 甲状腺・上皮小体(副甲状腺)
   ……………………………… 160
   - 1 甲状腺と上皮小体(副甲状腺)
     の外観・160
   - 2 濾胞・161
4. 副腎皮質・副腎髄質 ………… 162

- 副腎皮質と副腎髄質・162
5. ランゲルハンス島(膵島) … 163
  - 膵臓の全景と
    ランゲルハンス島・163

第13章 感覚器系

1. 皮膚 …………………………… 166
   - 皮膚の構造・166
2. 聴覚器・平衡感覚器 ……… 168
   - 聴覚器・平衡感覚器・168
3. 視覚器 ………………………… 171
   - 眼球・171
   - 外眼筋・173
4. 嗅覚器 ………………………… 174
   - 鼻腔構造と嗅覚器…174
5. 味覚器 ………………………… 175
   - 舌の構造と味蕾…175

文献 ……………………………… 176
索引 ……………………………… 179

本書は「PT・OT基礎から学ぶ解剖学ノート」(医歯薬出版,2010年第2版第6刷発行)のデータをもとに編集制作した.

第1章
解剖学総論

1. 人体の区分と名称……2
2. 体表観察……………4
3. 発生………………6
4. 細胞と組織…………7

1 人体の区分と名称

1 身体の断面に関する用語

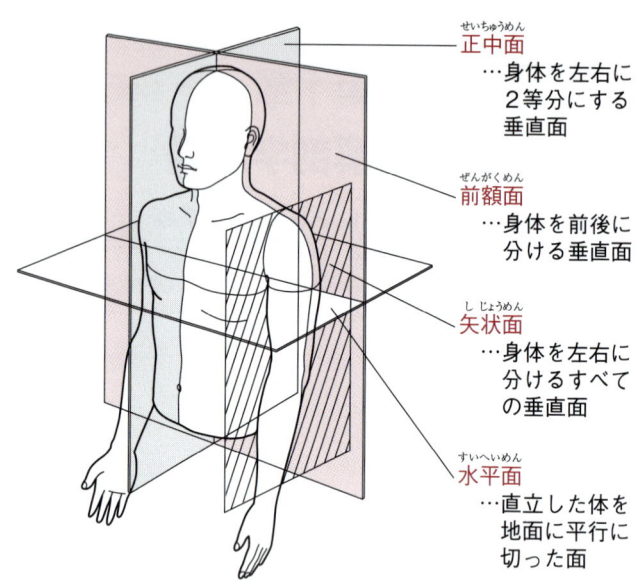

正中面
…身体を左右に2等分にする垂直面

前額面
…身体を前後に分ける垂直面

矢状面
…身体を左右に分けるすべての垂直面

水平面
…直立した体を地面に平行に切った面

SIDE MEMO **正中面**

矢状面のうち，身体の正中線を通る面をいう．

第 1 章 解剖学総論

2 身体の方向を示す線

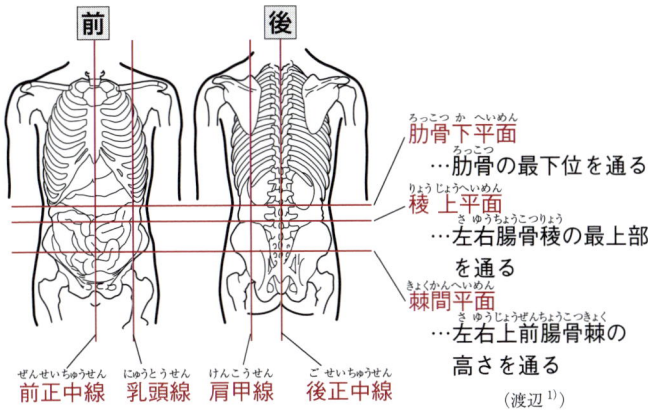

肋骨下平面
…肋骨の最下位を通る

稜上平面
…左右腸骨稜の最上部を通る

棘間平面
…左右上前腸骨棘の高さを通る

(渡辺[1])

前正中線　乳頭線　肩甲線　後正中線

SIDE MEMO 臨床手技に関する局所解剖学的数値
（成人の平均値）

1) 鼻腔の入り口から耳管咽頭口まで ── 9 cm
2) 鼻腔の入り口から気管支まで ── 30 cm
3) 外耳口入り口から鼓膜まで ── 2.5 cm
4) 歯列より噴門まで ── 40 cm
5) 骨盤出口の前後径 ── 12 cm
6) 外尿道口から膀胱まで ── ♂17 cm, ♀3 cm
7) 肛門から直腸横ヒダの中央まで ── 7 cm

2 体表観察

1 上肢の体表観察

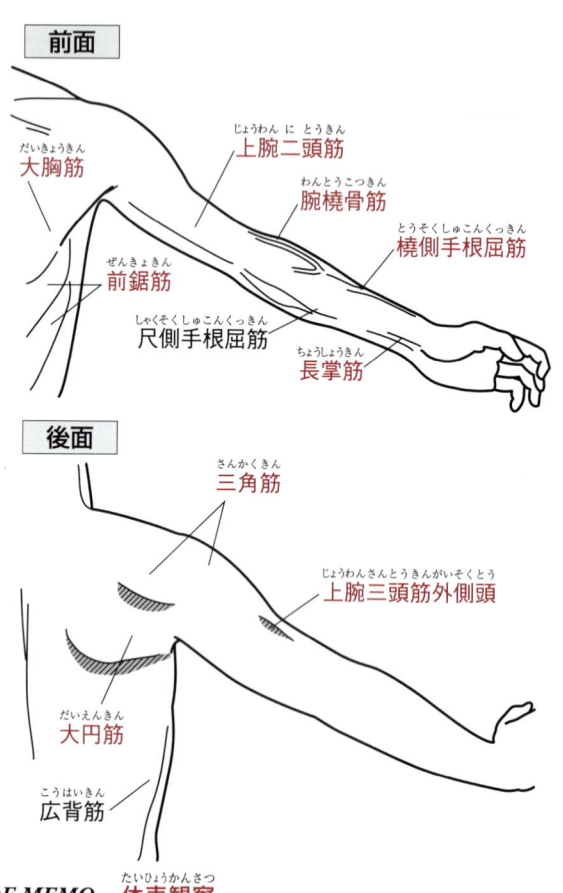

前面
- 大胸筋
- 上腕二頭筋
- 腕橈骨筋
- 橈側手根屈筋
- 前鋸筋
- 尺側手根屈筋
- 長掌筋

後面
- 三角筋
- 上腕三頭筋外側頭
- 大円筋
- 広背筋

SIDE MEMO 体表観察

体表観察では，骨突出部の骨隆起部を観察することができる．筋を収縮させることで，その筋腹や腱の位置を確認することができる．

第1章 解剖学総論

2 下肢の体表観察

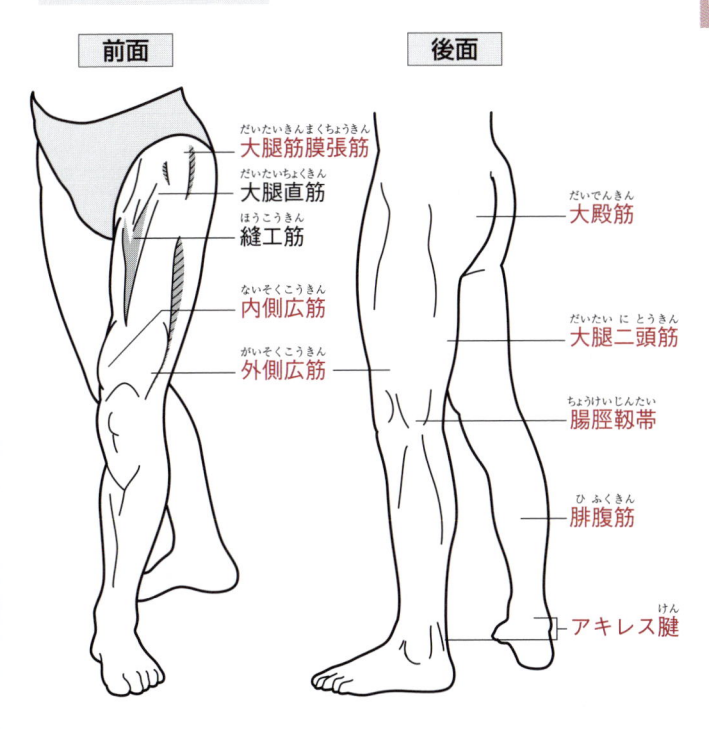

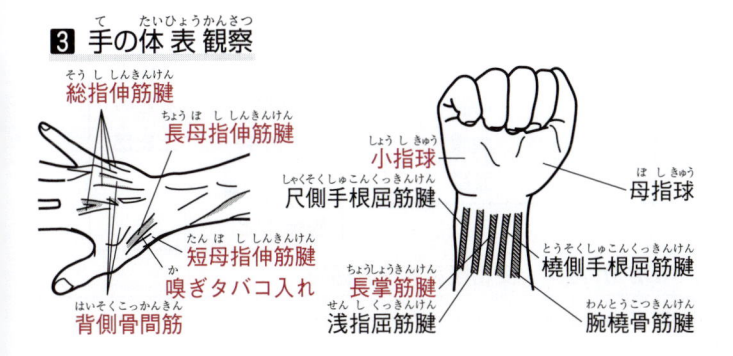

前面

- 大腿筋膜張筋（だいたいきんまくちょうきん）
- 大腿直筋（だいたいちょくきん）
- 縫工筋（ほうこうきん）
- 内側広筋（ないそくこうきん）
- 外側広筋（がいそくこうきん）

後面

- 大殿筋（だいでんきん）
- 大腿二頭筋（だいたいにとうきん）
- 腸脛靱帯（ちょうけいじんたい）
- 腓腹筋（ひふくきん）
- アキレス腱（けん）

3 手の体表観察

- 総指伸筋腱（そうししんきんけん）
- 長母指伸筋腱（ちょうぼししんきんけん）
- 短母指伸筋腱（たんぼししんきんけん）
- 嗅ぎタバコ入れ（か）
- 背側骨間筋（はいそくこっかんきん）
- 小指球（しょうしきゅう）
- 尺側手根屈筋腱（しゃくそくしゅこんくっきんけん）
- 長掌筋腱（ちょうしょうきんけん）
- 浅指屈筋腱（せんしくっきんけん）
- 母指球（ぼしきゅう）
- 橈側手根屈筋腱（とうそくしゅこんくっきんけん）
- 腕橈骨筋腱（わんとうこつきんけん）

1 解剖学総論

2 体表観察

3 発生

1 胚葉の分化

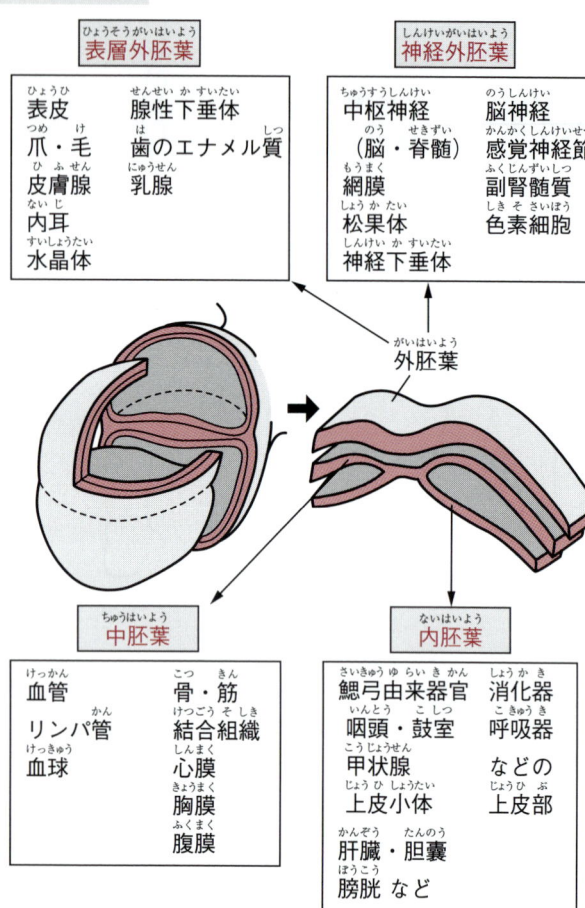

表層外胚葉
- 表皮
- 爪・毛
- 皮膚腺
- 内耳
- 水晶体
- 腺性下垂体
- 歯のエナメル質
- 乳腺

神経外胚葉
- 中枢神経（脳・脊髄）
- 網膜
- 松果体
- 神経下垂体
- 脳神経
- 感覚神経節
- 副腎髄質
- 色素細胞

外胚葉

中胚葉
- 血管
- リンパ管
- 血球
- 骨・筋
- 結合組織
- 心膜
- 胸膜
- 腹膜

内胚葉
- 鰓弓由来器官
- 咽頭・鼓室
- 甲状腺
- 上皮小体
- 肝臓・胆嚢
- 膀胱 など
- 消化器
- 呼吸器
- などの上皮部

SIDE MEMO 受精後第4〜8週頃

胚子の各胚葉は，固有の分化・発育をとげ，体の主要な組織や器官が形づくられる．

第1章 解剖学総論

4 細胞と組織

1 細胞の構造

[細胞内の小器官]

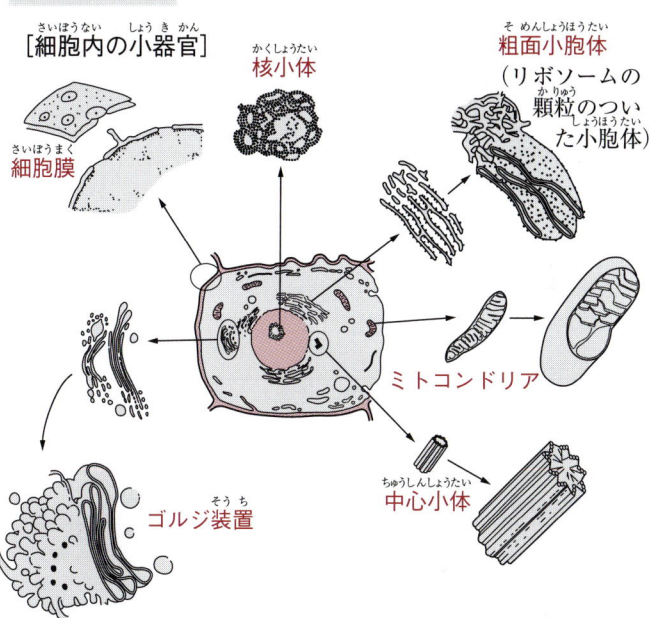

細胞膜
核小体
粗面小胞体
（リボソームの顆粒のついた小胞体）
ミトコンドリア
中心小体
ゴルジ装置

SIDE MEMO 細胞

人体の最小単位

SIDE MEMO 組織

同じ形や働きをもつ細胞が，集まって形成された有機体

組織
- 上皮組織
- 支持組織
  - 結合組織・軟骨組織
  - 骨組織・液状組織
  - （血液・リンパ）
- 筋組織
- 神経組織

2 上皮組織

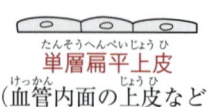
単層扁平上皮
(血管内面の上皮など)

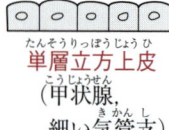
単層立方上皮
(甲状腺,細い気管支)

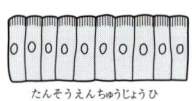
単層円柱上皮
(腸の上皮など)

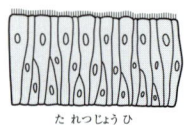
多列上皮
(気管の内面の上皮)

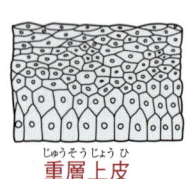
重層上皮
(皮膚の上皮)

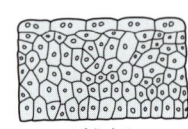
移行上皮
(膀胱内面などの上皮)

SIDE MEMO 線維性結合組織

線維性結合組織 ─┬─ 粗性結合組織 ─── 皮下組織
　　　　　　　　└─ 密性結合組織 ─┬─ 交織密性結合組織 ─┬─ 筋膜
　　　　　　　　　　　　　　　　　│　　　　　　　　　　└─ 腱膜
　　　　　　　　　　　　　　　　　└─ 平行密性結合組織 ─┬─ 腱
　　　　　　　　　　　　　　　　　　　　　　　　　　　　└─ 靱帯

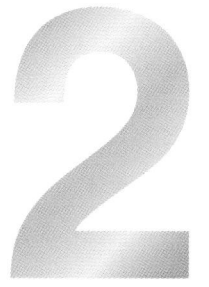

第2章
骨格系
こっかくけい

1. 骨の構造……10
2. 頭部の骨……12
3. 脊柱の骨……14
4. 胸部の骨……17
5. 骨盤…………19
6. 上肢の骨……21
7. 下肢の骨……24

1 骨の構造

1 全身の骨格

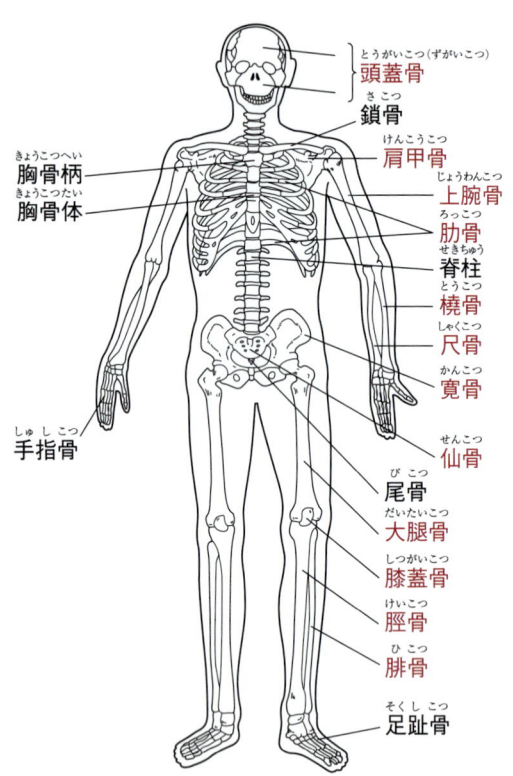

頭蓋骨（とうがいこつ（ずがいこつ））
鎖骨（さこつ）
胸骨柄（きょうこつへい）
胸骨体（きょうこつたい）
肩甲骨（けんこうこつ）
上腕骨（じょうわんこつ）
肋骨（ろっこつ）
脊柱（せきちゅう）
橈骨（とうこつ）
尺骨（しゃっこつ）
寛骨（かんこつ）
手指骨（しゅしこつ）
仙骨（せんこつ）
尾骨（びこつ）
大腿骨（だいたいこつ）
膝蓋骨（しつがいこつ）
脛骨（けいこつ）
腓骨（ひこつ）
足趾骨（そくしこつ）

SIDE MEMO 骨の組織的構造

①長管骨（ちょうかんこつ）の構造
骨は，中心部の骨幹と両端の骨端からなる．骨幹と骨端の境界に骨端軟骨がある．骨幹の中心部は髄腔で骨髄で満たされ，骨の表面は骨膜で覆われている．

(次頁につづく)

第2章 骨格系

②骨質(骨の主要部分)
緻密質:骨の表層を構成している.
海綿質:骨の内部を構成している入り組んだ骨梁とよばれるもので形成されている.
③骨膜:骨膜は線維性結合組織で骨の太さの成長を司る.

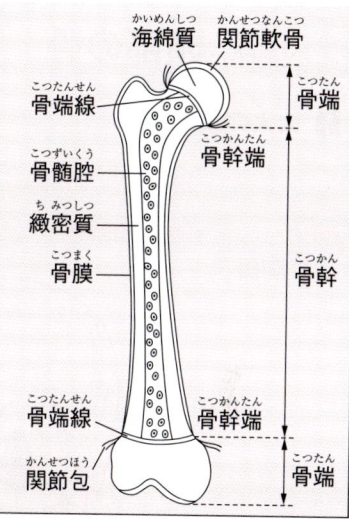

2 骨の外形による分類

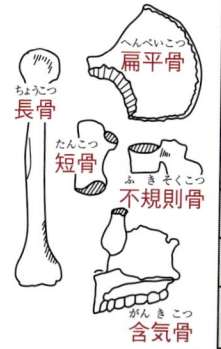

骨の形の名称	特徴	典型例
長骨	長い棒状の骨	上腕骨・大腿骨
短骨	短い塊状の骨	手根骨・踵骨
扁平骨	平たい骨	頭頂骨・胸骨
不規則骨	複雑な形をした骨	椎骨
含気骨	外界に通じる空洞をもった骨	上顎骨

SIDE MEMO　骨格

人体の骨格は,大小いろいろな形の骨が200余個からなる.
骨の発生により①置換骨(大部分が軟骨ができてそれが骨に変ってできたもの)と,②付加骨(一部分は結合組織の中に骨芽細胞が現れて骨になったもの)に分類される.
骨は,軟骨や靱帯とともに一定の方式で連結して骨組をつくり,これを骨格という.

2 頭部の骨

1 大人の頭蓋骨

前面

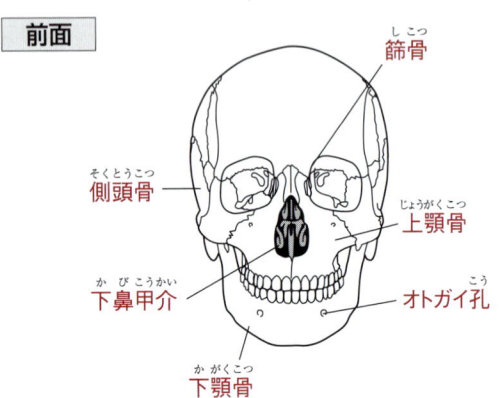

側面

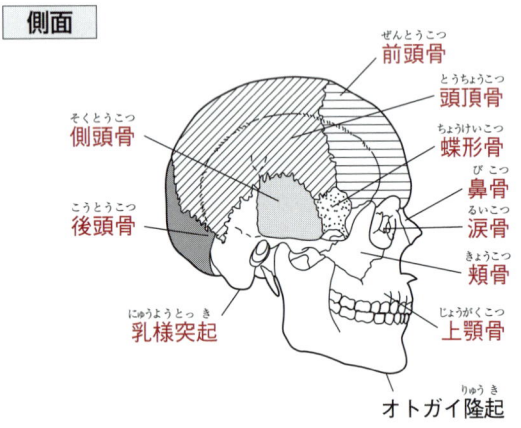

2 小児（新生児）の頭蓋骨

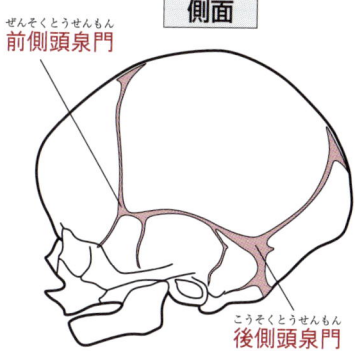

側面
- 前側頭泉門
- 後側頭泉門

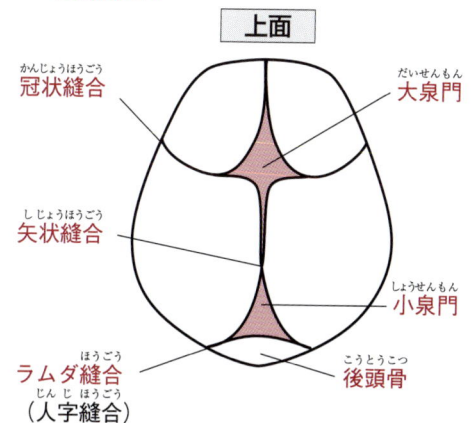

上面
- 冠状縫合
- 大泉門
- 矢状縫合
- 小泉門
- ラムダ縫合（人字縫合）
- 後頭骨

SIDE MEMO 新生児の頭蓋骨

大人の頭蓋骨は、縫合によって固く結合している。しかし新生児は、組織の膜によってつなぎ合わさっており、完全に骨化していない。このつなぎ合わさった膜性部分を泉門という。

SIDE MEMO 大泉門

大泉門は成人頭蓋のブレグマ、小泉門はラムダ、前側頭泉門はプテリオンに一致する。

3 脊柱の骨

1 脊柱の構造

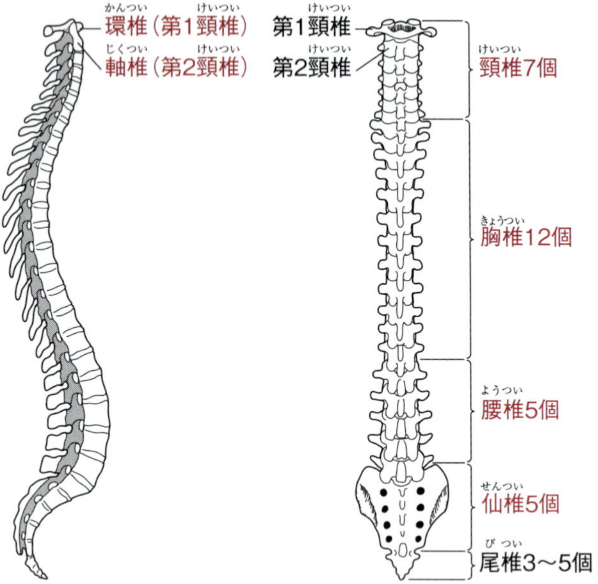

- 環椎（第1頸椎）
- 軸椎（第2頸椎）
- 第1頸椎
- 第2頸椎
- 頸椎7個
- 胸椎12個
- 腰椎5個
- 仙椎5個
- 尾椎3～5個

SIDE MEMO 仙骨（後面）

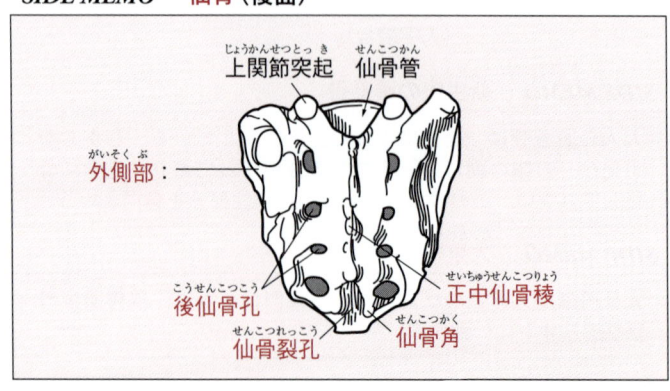

- 上関節突起
- 仙骨管
- 外側部
- 後仙骨孔
- 正中仙骨稜
- 仙骨裂孔
- 仙骨角

第2章 骨格系

2 椎骨の形

胸椎（上面）

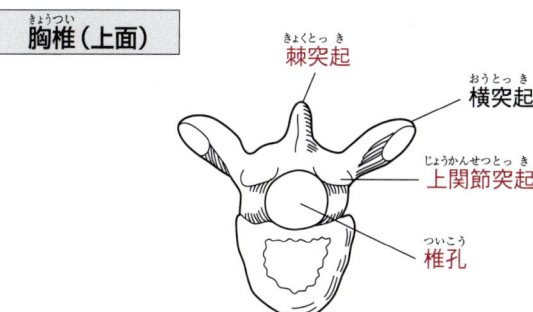

胸椎（右側面）

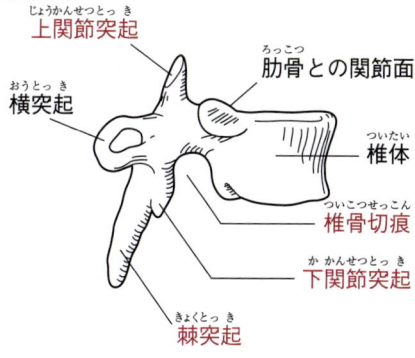

3 脊椎と諸器官の位置の対応

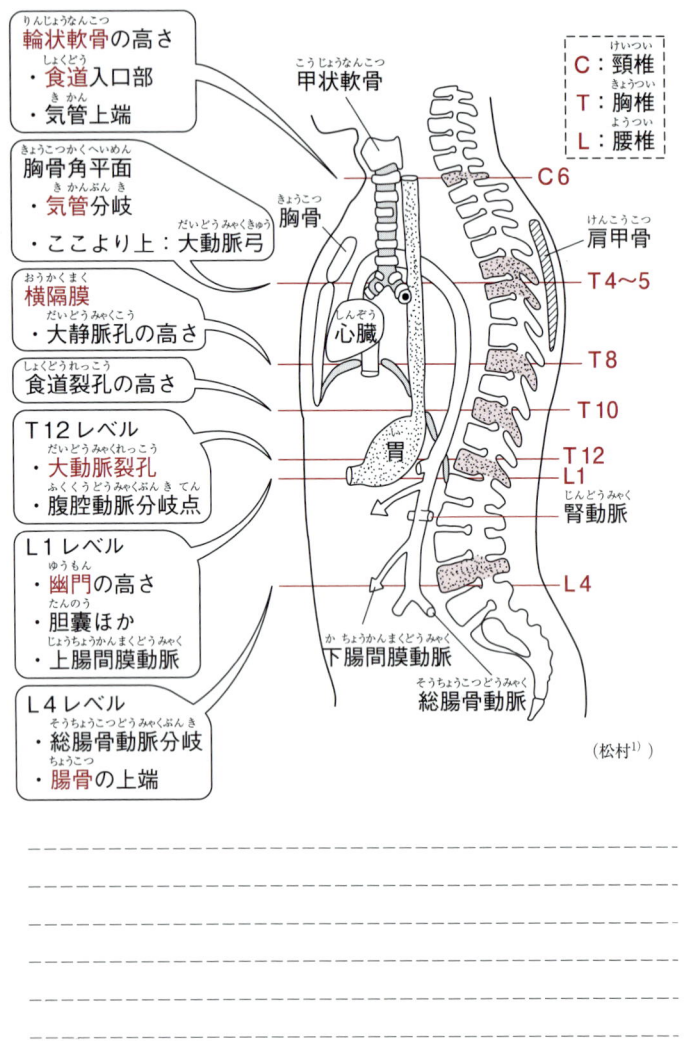

(松村[1])

4 胸部の骨

1 胸部の骨の概観

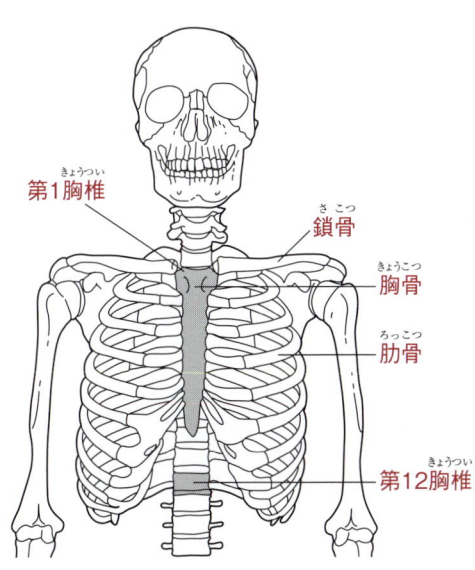

第1胸椎
鎖骨
胸骨
肋骨
第12胸椎

2 肋骨

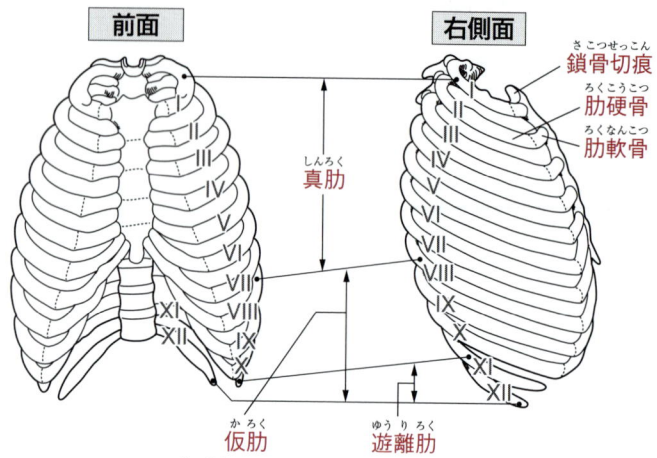

SIDE MEMO　肋骨の区分

12対の肋骨を3つに区分できる．
① 真肋……上位7対の肋骨．胸骨と連結している部分．
② 仮肋……下位5対の肋骨をいう．
③ 遊離肋…第11・12肋骨をさす．仮肋のうち胸骨と連結していないのでそう呼ばれる．

3 胸骨

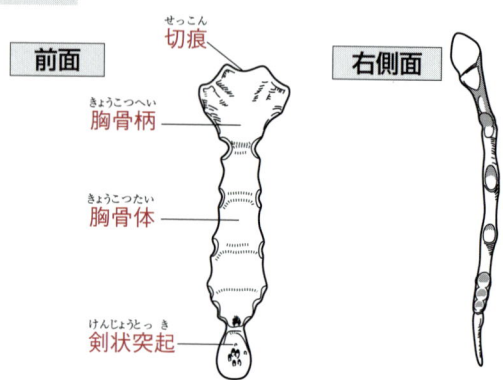

第2章　骨格系

5 骨盤

1 骨盤の男女差

女性
男性
浅い
広い
広い
骨盤腔
狭い
深い
狭い
恥骨下角

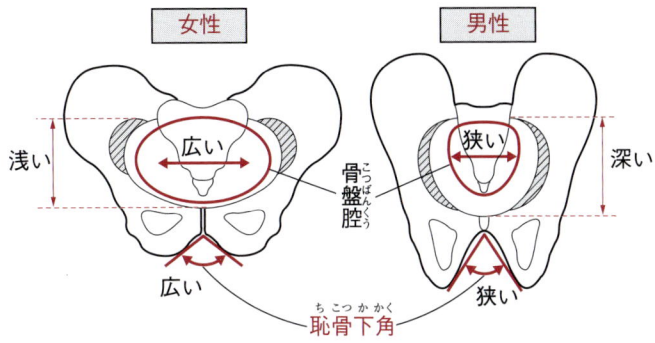

SIDE MEMO 骨盤の計測および仙骨岬角

仙骨岬角：仙骨底の前縁の強く前方に張り出している角

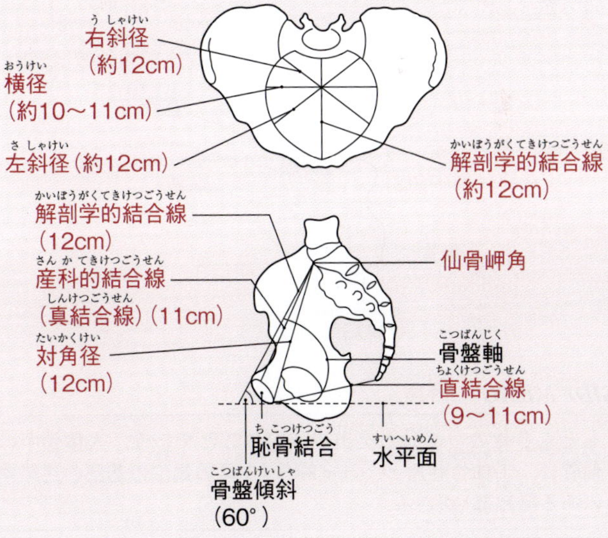

右斜径
（約12cm）
横径
（約10～11cm）
左斜径（約12cm）
解剖学的結合線
（約12cm）
解剖学的結合線
（12cm）
産科的結合線
（真結合線）（11cm）
対角径
（12cm）
仙骨岬角
骨盤軸
直結合線
（9～11cm）
恥骨結合
水平面
骨盤傾斜
（60°）

❷ 骨盤と寛骨

骨盤

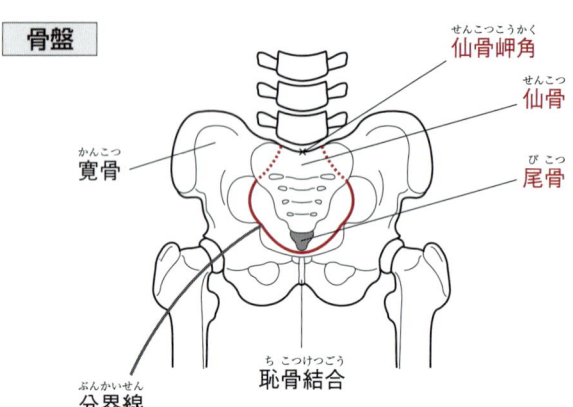

- 仙骨岬角
- 仙骨
- 寛骨
- 尾骨
- 恥骨結合
- 分界線

寛骨

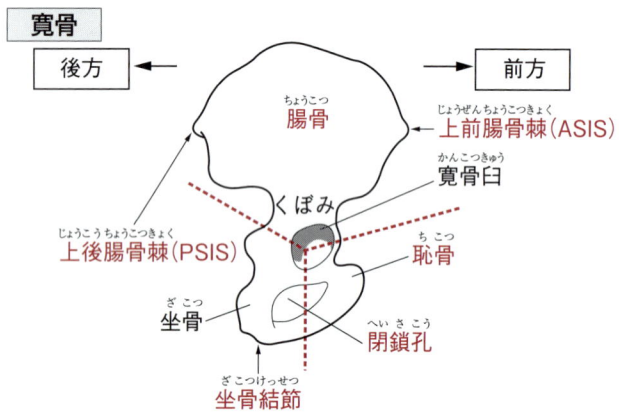

- 後方 ← → 前方
- 腸骨
- 上前腸骨棘(ASIS)
- くぼみ
- 寛骨臼
- 上後腸骨棘(PSIS)
- 恥骨
- 坐骨
- 閉鎖孔
- 坐骨結節

SIDE MEMO 岬角

もともと骨の一部分の突出や隆起のことをいう．人体骨中の仙骨は，①仙骨岬角と②鼓室岬角（中耳の蝸牛の基部の迷路壁にある隆起部）がある．

第2章 骨格系

6 上肢の骨

1 肩甲骨

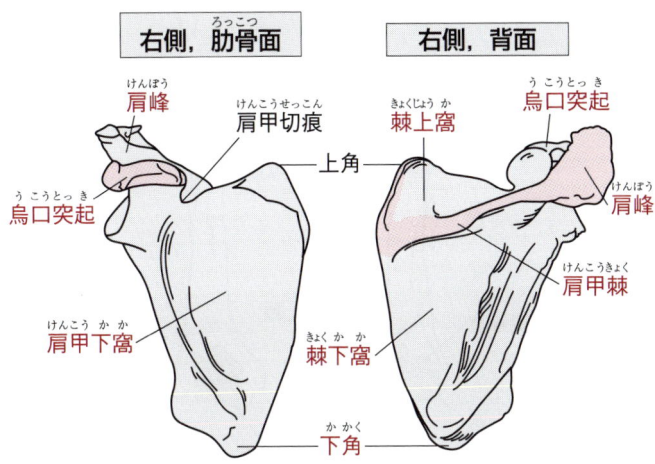

SIDE MEMO 上腕骨頸体角

上腕骨頸体角は約130°．上腕骨頭の骨体に対するねじれは後方20°．

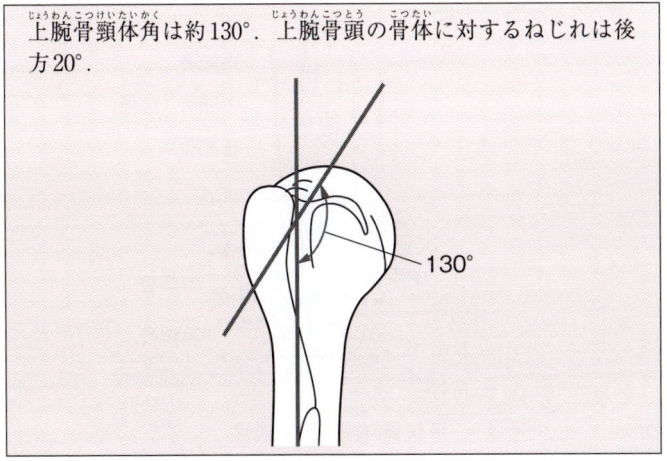

2 上腕骨

右側, 前面

- 上腕骨頭 (じょうわんこつとう)
- 大結節 (だいけっせつ)
- 小結節 (しょうけっせつ)
- 鉤突窩 (こうとつか)
- 橈骨窩 (とうこつか)
- 内側上顆 (ないそくじょうか)
- 上腕骨小頭 (じょうわんこつしょうとう)
- 上腕骨滑車 (じょうわんこつかっしゃ)

右側, 後面

- 肘頭窩 (ちゅうとうか)
- 外側上顆 (がいそくじょうか)

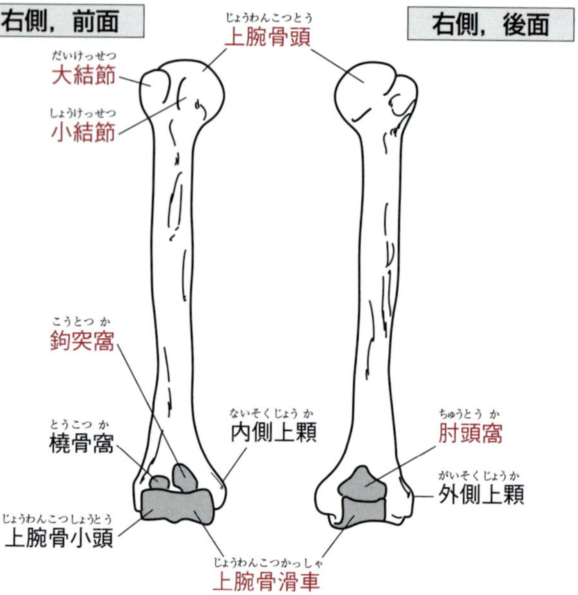

SIDE MEMO　手の骨

手の各部の骨の名称も覚えておこう.

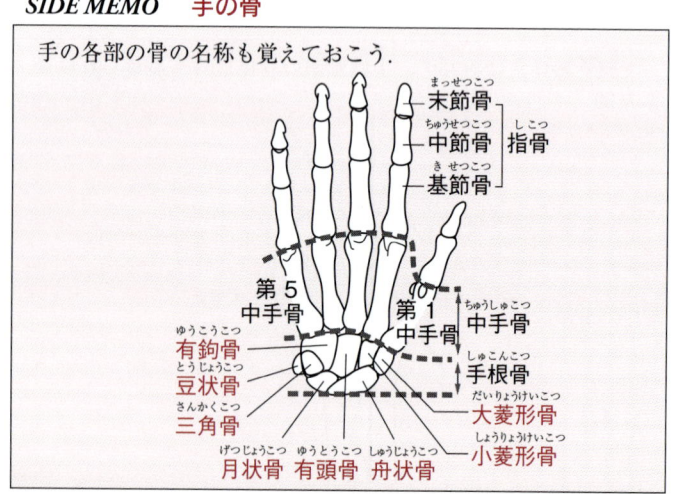

- 末節骨 (まっせつこつ)
- 中節骨 (ちゅうせつこつ) ┐指骨 (しこつ)
- 基節骨 (きせつこつ)
- 第5中手骨
- 第1中手骨
- 中手骨 (ちゅうしゅこつ)
- 有鉤骨 (ゆうこうこつ)
- 豆状骨 (とうじょうこつ)
- 三角骨 (さんかくこつ)
- 手根骨 (しゅこんこつ)
- 大菱形骨 (だいりょうけいこつ)
- 小菱形骨 (しょうりょうけいこつ)
- 月状骨 (げつじょうこつ)
- 有頭骨 (ゆうとうこつ)
- 舟状骨 (しゅうじょうこつ)

第2章 骨格系

3 尺骨と橈骨

| 右の尺骨と橈骨・前面 | 右の尺骨と橈骨・後面 |

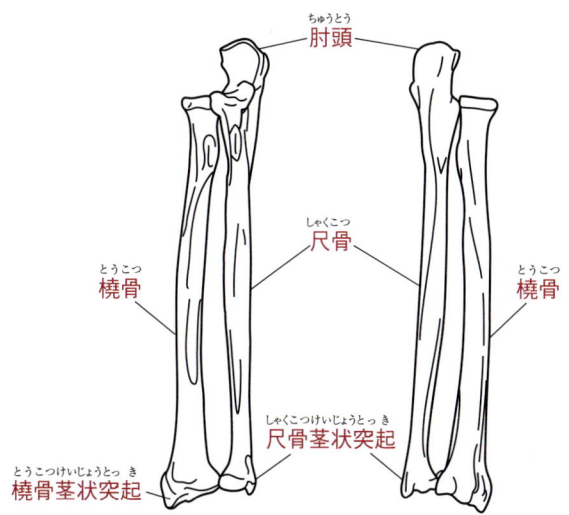

- 肘頭
- 尺骨
- 橈骨
- 橈骨
- 尺骨茎状突起
- 橈骨茎状突起

SIDE MEMO **尺骨と橈骨**

尺骨と橈骨は，前腕骨間膜と上・下橈尺関節で連結している．

SIDE MEMO **回外位と回内位**

解剖学的肢位（回外位）では橈骨，尺骨は平行位，回内位では橈骨遠位端が尺骨周囲を回って交差する．

7 下肢の骨

1 大腿骨

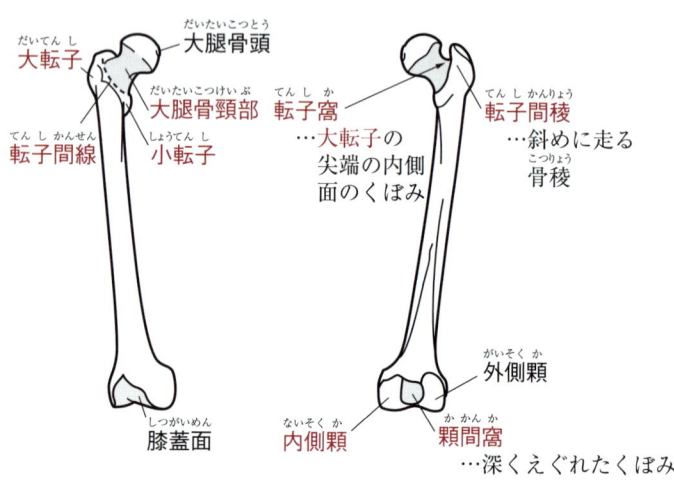

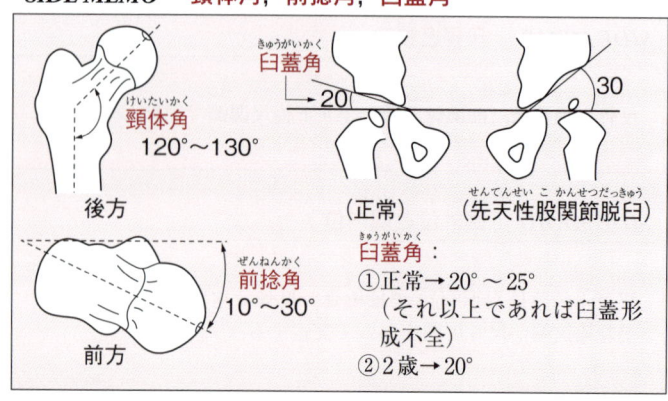

2 脛骨と腓骨

右の脛骨と腓骨・前面 | 右の脛骨と腓骨・後面

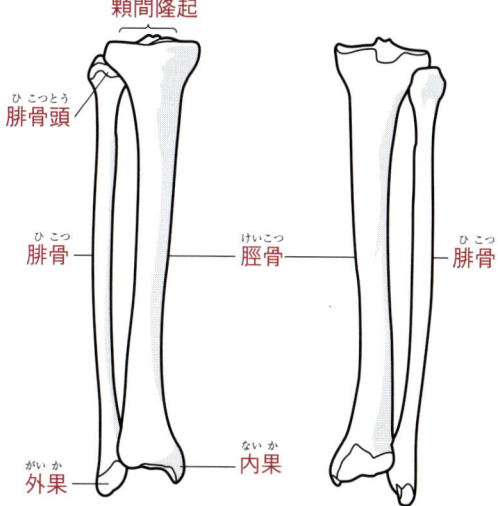

- 顆間隆起
- 腓骨頭
- 腓骨
- 脛骨
- 腓骨
- 外果
- 内果

SIDE MEMO 大腿骨の運動軸と解剖軸

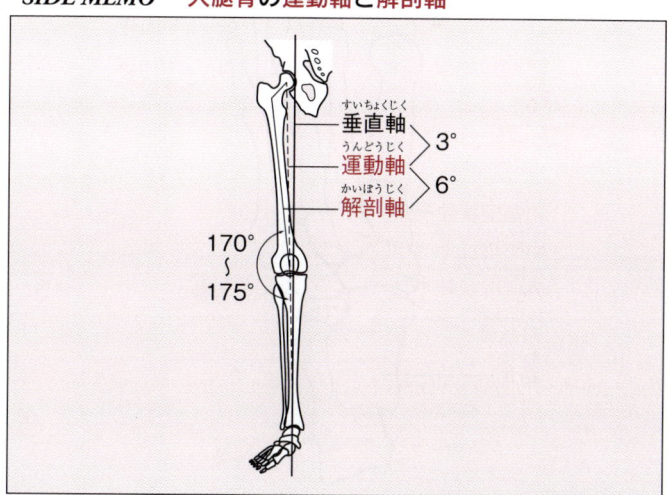

- 垂直軸
- 運動軸 — 3°
- 解剖軸 — 6°
- 170°〜175°

7 下肢の骨

3 足の骨

側面

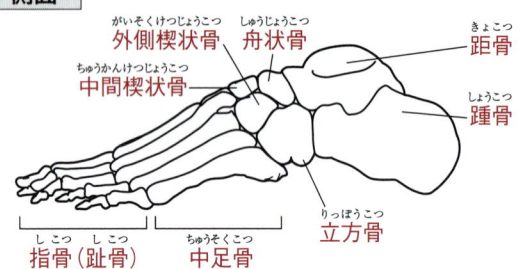

上面

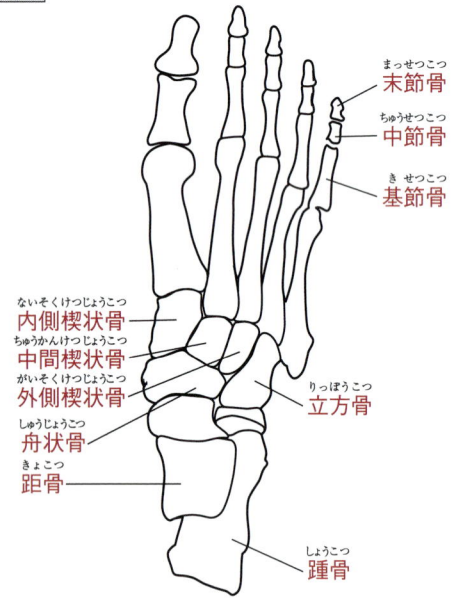

第2章 骨格系

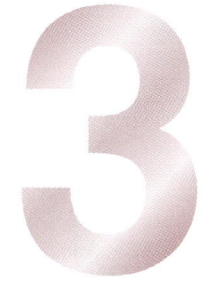

第3章
関節と靭帯

1. 関節の構造……………………28
2. 頭部・脊椎の関節・靭帯…………31
3. 胸部・骨盤の関節・靭帯…………33
4. 肩・肘の関節・靭帯…………35
5. 手部の関節・靭帯……………38
6. 股・膝の関節・靭帯…………40
7. 足部の関節・靭帯……………42

1 関節の構造

1 関節の構造

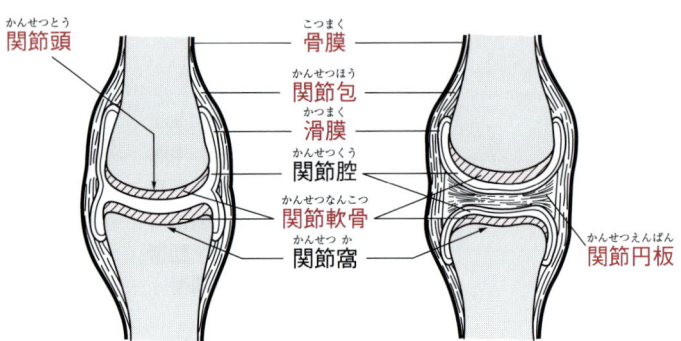

| 関節腔が1つのもの | 関節円板で2つに関節腔が分れているもの |

ラベル：関節頭、骨膜、関節包、滑膜、関節腔、関節軟骨、関節窩、関節円板

SIDE MEMO 　関節と靱帯

関節…2つ以上の骨が接合する部分
靱帯…骨と骨を連結する強い線維性の結合組織

2 関節面の形態的分類

形態分類

球関節　蝶番関節　鞍関節

平面関節　楕円関節　車軸関節

(島田¹)

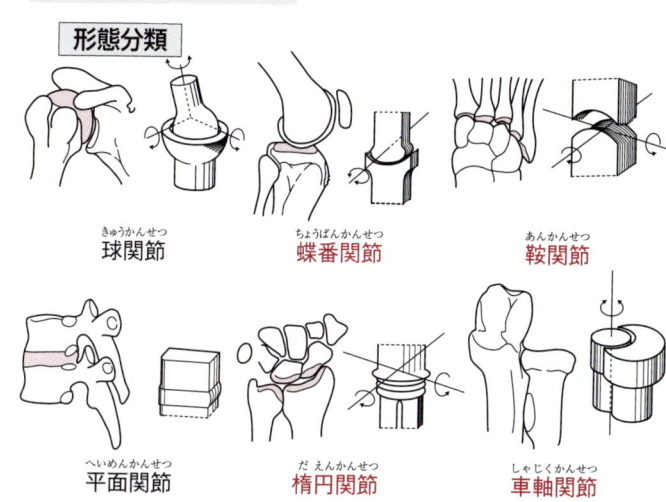

分類に対応する関節

形態による分類	具体的関節名	特徴
球関節	肩甲上腕関節，腕橈関節	球形の関節頭，3軸性関節
臼状関節	股関節	球関節で関節窩がとくに深い（運動性はやや制限）
楕円関節	橈骨手根関節，環椎後頭関節	球関節の変形（関節頭が楕円形）2軸性関節
鞍関節	（母指）手根中手関節	（対向する関節面は）双曲面，2軸性関節
顆状関節	中手指節関節，中足指節関節	形態的には球関節，2軸性関節（回旋運動不能）
蝶番関節	腕尺関節，指節間関節，距腿関節	（屈伸のみ）1軸性関節
車軸関節	上橈尺関節，正中環軸関節	（回旋のみ）1軸性関節
平面関節	手根間関節，椎間関節，肩鎖関節	関節面が平面，運動領域は極めて限定
半関節	仙腸関節	軟骨性連結（線維軟骨結合）可動性極小

1　関節の構造

3 全身の関節

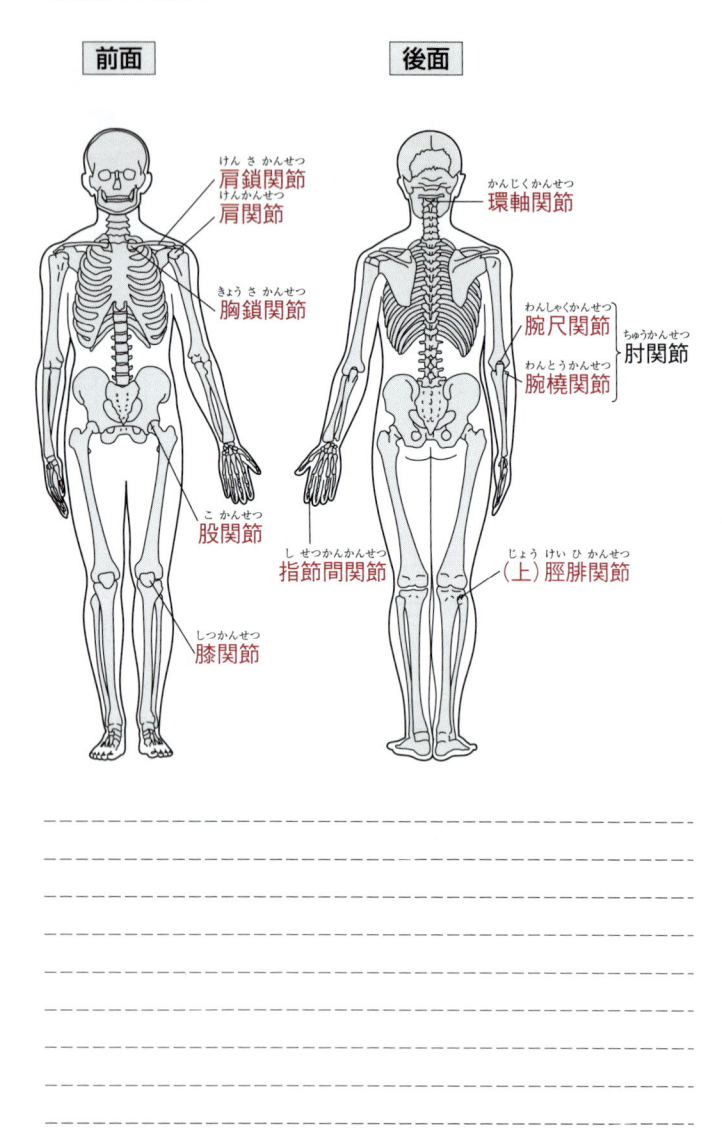

前面

- 肩鎖関節（けんさかんせつ）
- 肩関節（けんかんせつ）
- 胸鎖関節（きょうさかんせつ）
- 股関節（こかんせつ）
- 膝関節（しつかんせつ）

後面

- 環軸関節（かんじくかんせつ）
- 腕尺関節（わんしゃくかんせつ）
- 腕橈関節（わんとうかんせつ）
- 肘関節（ちゅうかんせつ）
- 指節間関節（しせつかんかんせつ）
- （上）脛腓関節（じょうけいひかんせつ）

第 3 章 関節と靱帯

2 頭部・脊椎の関節・靱帯

1 脊椎と頭の連結

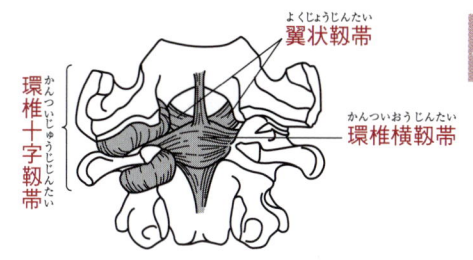

翼状靱帯
環椎十字靱帯
環椎横靱帯

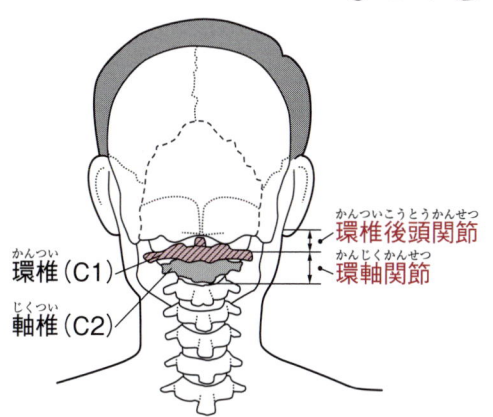

環椎後頭関節
環椎(C1)
環軸関節
軸椎(C2)

SIDE MEMO 椎骨の連結と環椎横靱帯

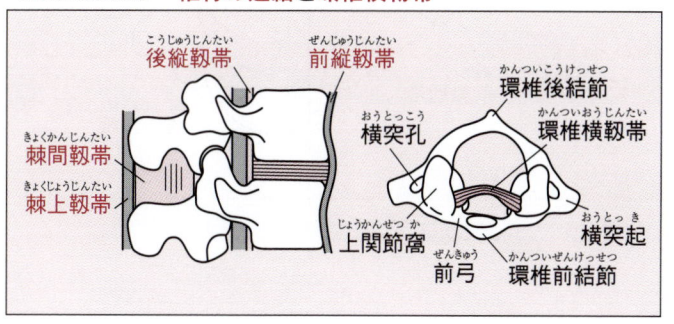

後縦靱帯
前縦靱帯
環椎後結節
棘間靱帯
横突孔
環椎横靱帯
棘上靱帯
横突起
上関節窩
前弓
環椎前結節

2 脊椎の連結

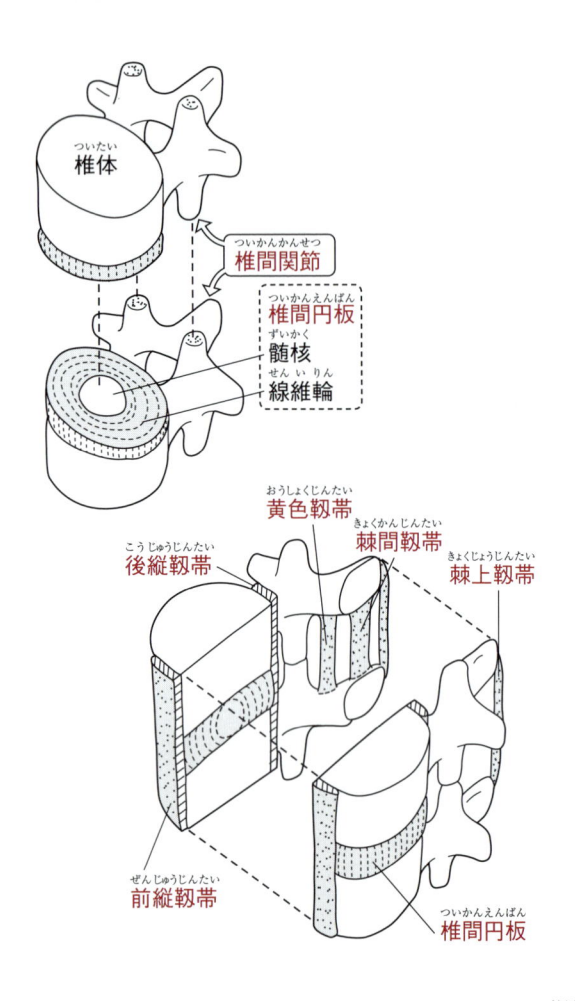

椎体
椎間関節
椎間円板
髄核
線維輪

黄色靱帯
棘間靱帯
棘上靱帯
後縦靱帯
前縦靱帯
椎間円板

(松村[2])

第3章 関節と靱帯

3 胸部・骨盤の関節・靱帯

1 胸部の骨の連結

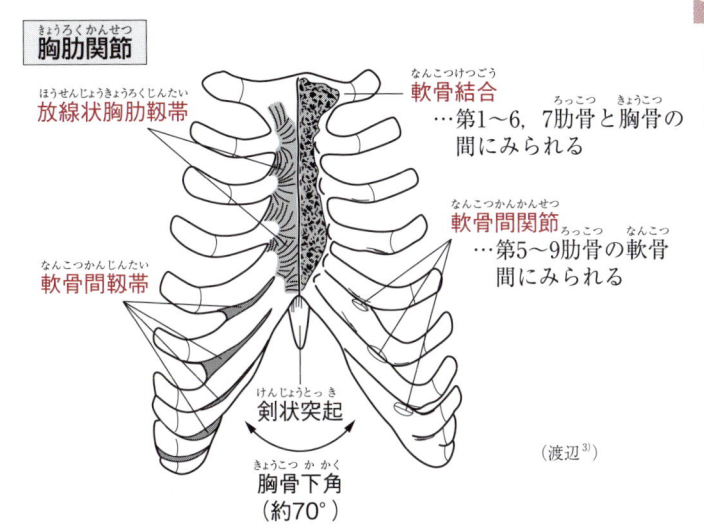

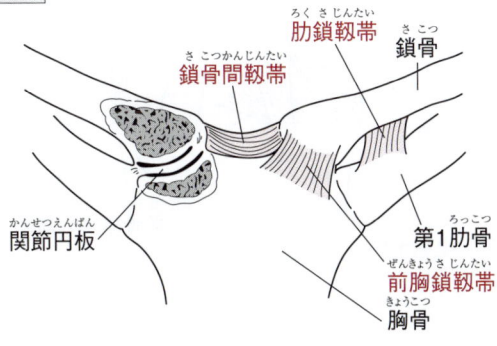

胸肋関節

- 放線状胸肋靱帯
- 軟骨結合 …第1～6, 7肋骨と胸骨の間にみられる
- 軟骨間関節 …第5～9肋骨の軟骨間にみられる
- 軟骨間靱帯
- 剣状突起
- 胸骨下角（約70°）

(渡辺[3])

胸鎖関節

- 肋鎖靱帯
- 鎖骨間靱帯
- 鎖骨
- 関節円板
- 第1肋骨
- 前胸鎖靱帯
- 胸骨

2 骨盤の連結

後面

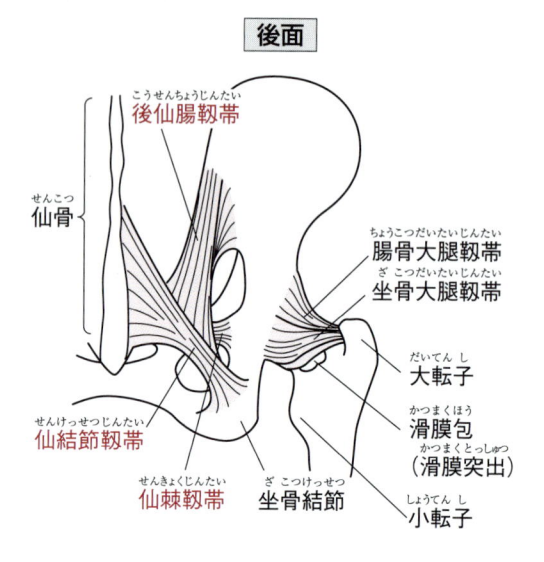

- 後仙腸靱帯
- 仙骨
- 腸骨大腿靱帯
- 坐骨大腿靱帯
- 大転子
- 滑膜包（滑膜突出）
- 仙結節靱帯
- 仙棘靱帯
- 坐骨結節
- 小転子

前面

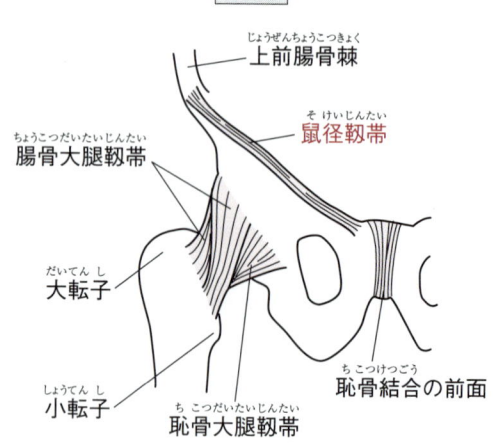

- 上前腸骨棘
- 腸骨大腿靱帯
- 鼠径靱帯
- 大転子
- 小転子
- 恥骨大腿靱帯
- 恥骨結合の前面

4 肩・肘の関節・靱帯

1 肩部の骨の連結

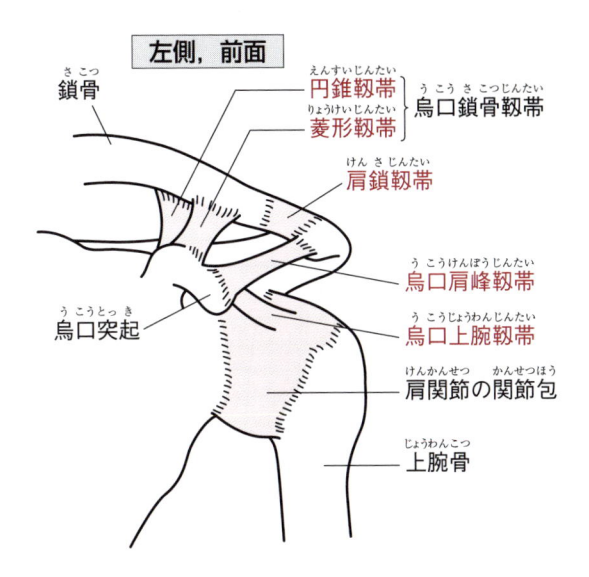

左側, 前面

- 鎖骨
- 円錐靱帯
- 菱形靱帯
- 烏口鎖骨靱帯
- 肩鎖靱帯
- 烏口肩峰靱帯
- 烏口突起
- 烏口上腕靱帯
- 肩関節の関節包
- 上腕骨

SIDE MEMO 上腕骨頭の関節面の動き

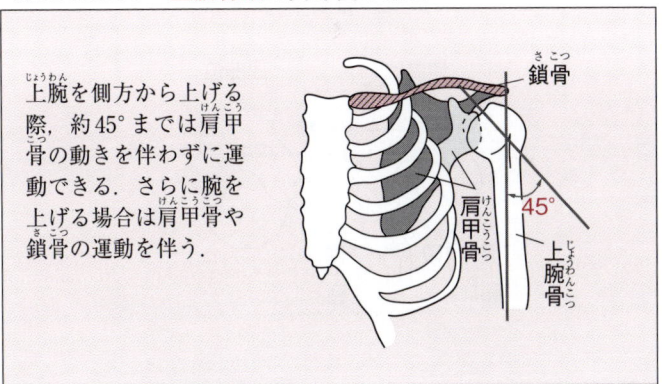

上腕を側方から上げる際, 約45°までは肩甲骨の動きを伴わずに運動できる. さらに腕を上げる場合は肩甲骨や鎖骨の運動を伴う.

- 鎖骨
- 肩甲骨
- 45°
- 上腕骨

2 肘部の骨の連結

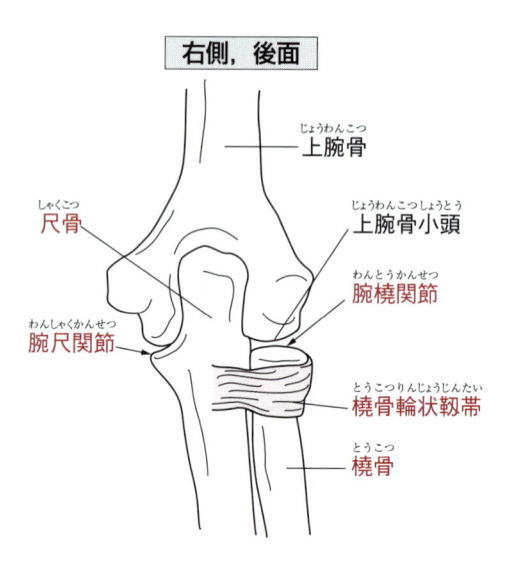

右側，後面

- 上腕骨
- 尺骨
- 上腕骨小頭
- 腕橈関節
- 腕尺関節
- 橈骨輪状靱帯
- 橈骨

SIDE MEMO **ヒューター線とヒューター三角**

肘の伸展位では一直線（ヒューター線）となり，屈曲位では三角形（ヒューター三角）となる．これらは，脱臼や骨折の診断に役立つので覚えておくと便利．

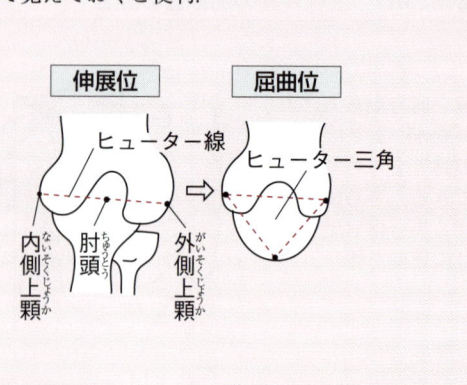

伸展位
- ヒューター線
- 内側上顆
- 肘頭
- 外側上顆

屈曲位
- ヒューター三角

第3章 関節と靱帯

3 肩関節・肘関節の断面

肩関節の断面

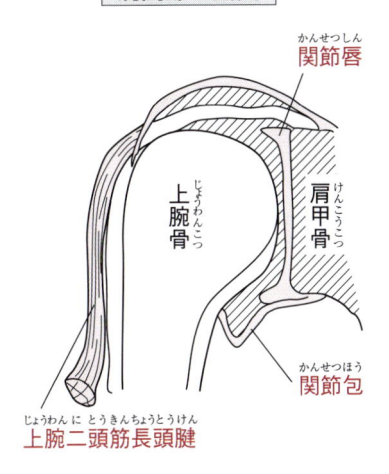

- 関節唇
- 上腕骨
- 肩甲骨
- 関節包
- 上腕二頭筋長頭腱

肘関節の断面

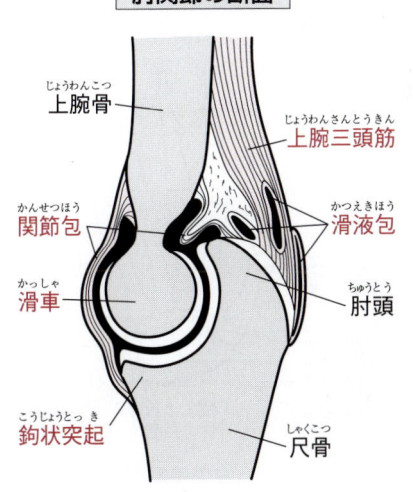

- 上腕骨
- 上腕三頭筋
- 関節包
- 滑液包
- 滑車
- 肘頭
- 鉤状突起
- 尺骨

(藤田[4])

3 関節と靱帯

4 肩・肘の関節・靱帯

5　手部の関節・靱帯

1　手の関節

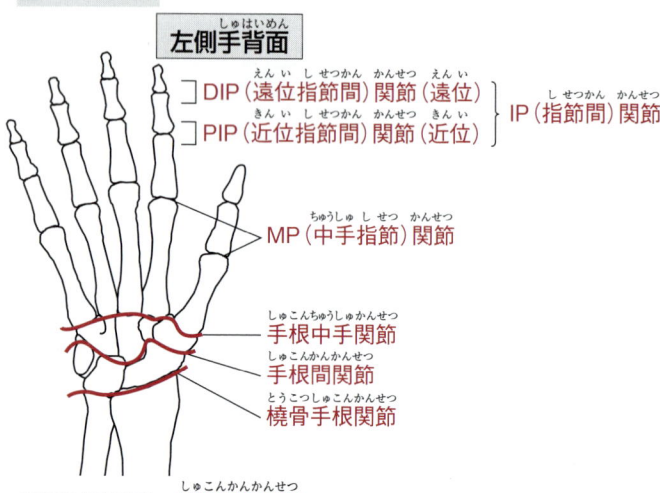

左側手背面

- DIP(遠位指節間)関節(遠位)
- PIP(近位指節間)関節(近位)

｝IP(指節間)関節

- MP(中手指節)関節
- 手根中手関節
- 手根間関節
- 橈骨手根関節

SIDE MEMO　手根間関節

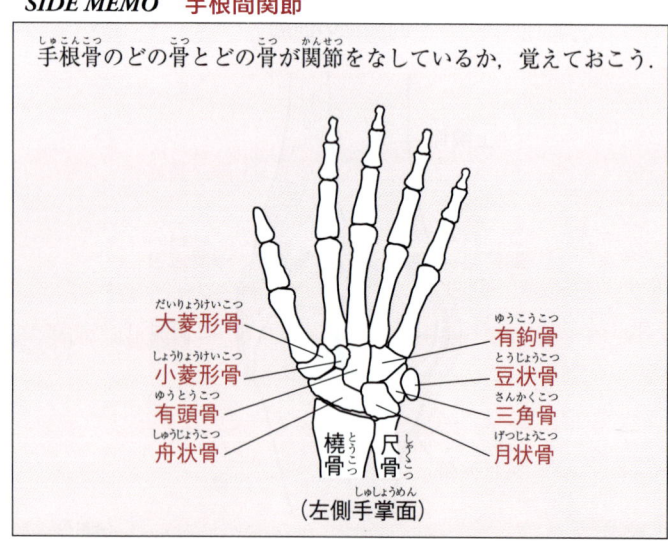

手根骨のどの骨とどの骨が関節をなしているか，覚えておこう．

- 大菱形骨
- 小菱形骨
- 有頭骨
- 舟状骨
- 橈骨
- 尺骨
- 有鉤骨
- 豆状骨
- 三角骨
- 月状骨

(左側手掌面)

2 手根の靭帯

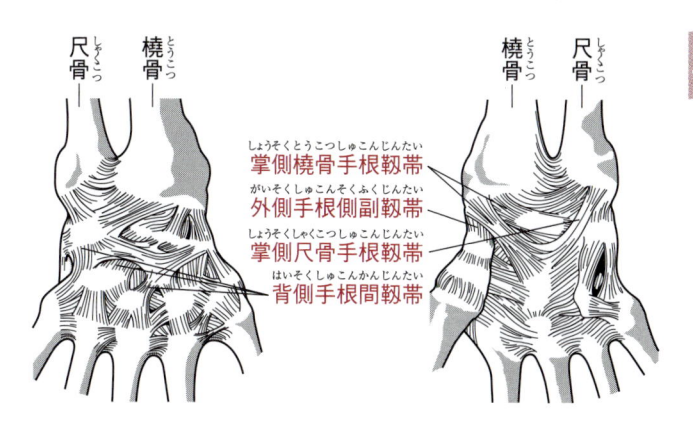

右の手根靭帯（手背面）

尺骨
橈骨

掌側橈骨手根靭帯
外側手根側副靭帯
掌側尺骨手根靭帯
背側手根間靭帯

右の手根靭帯（手掌面）

橈骨
尺骨

3 指の靭帯

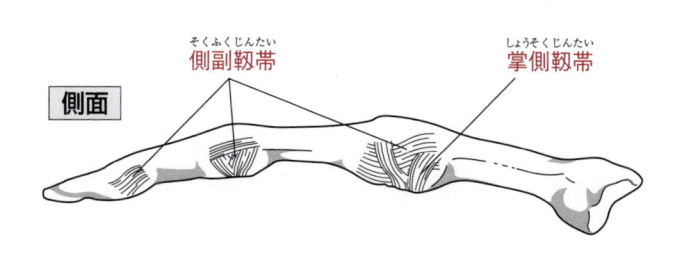

側副靭帯   掌側靭帯

側面

5 手部の関節・靭帯

6 股・膝の関節・靱帯

1 股関節

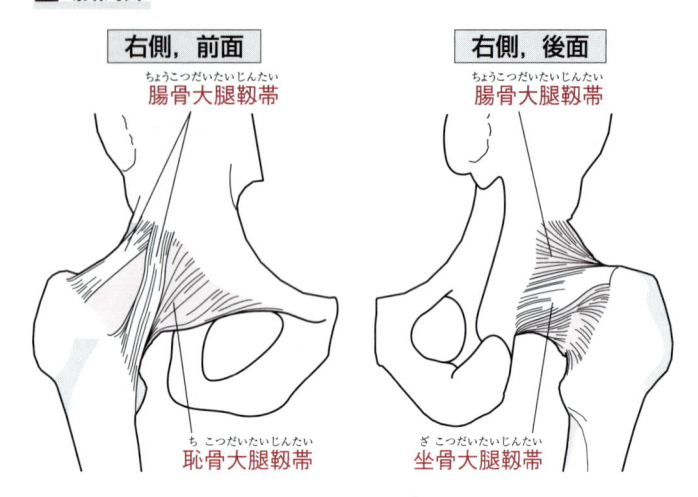

右側，前面

腸骨大腿靱帯

恥骨大腿靱帯

右側，後面

腸骨大腿靱帯

坐骨大腿靱帯

SIDE MEMO 大腿骨の頸体角と前捻角

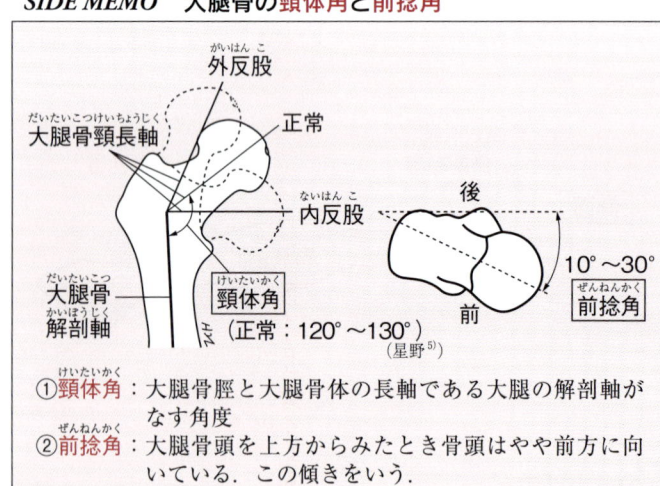

- 外反股
- 大腿骨頸長軸
- 正常
- 内反股
- 大腿骨解剖軸
- 頸体角（正常：120°～130°）(星野[5])
- 前捻角 10°～30°（後／前）

① **頸体角**：大腿骨頸と大腿骨体の長軸である大腿の解剖軸がなす角度
② **前捻角**：大腿骨頭を上方からみたとき骨頭はやや前方に向いている．この傾きをいう．

2 膝関節

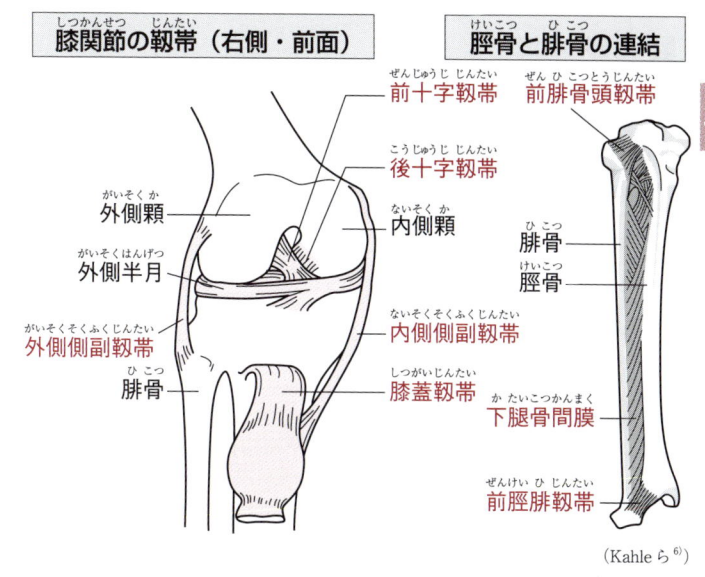

膝関節の靱帯（右側・前面）

- 前十字靱帯
- 後十字靱帯
- 外側顆
- 内側顆
- 外側半月
- 外側側副靱帯
- 内側側副靱帯
- 腓骨
- 膝蓋靱帯

脛骨と腓骨の連結

- 前腓骨頭靱帯
- 腓骨
- 脛骨
- 下腿骨間膜
- 前脛腓靱帯

(Kahleら[6])

3 股関節・膝関節の断面図

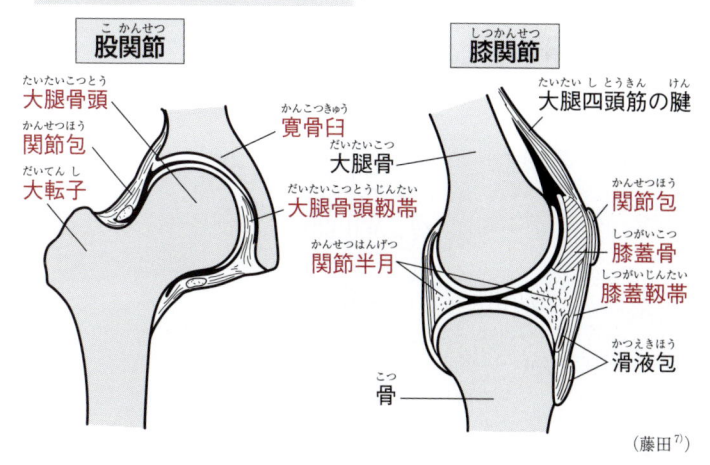

股関節

- 大腿骨頭
- 関節包
- 大転子
- 寛骨臼
- 大腿骨頭靱帯

膝関節

- 大腿四頭筋の腱
- 大腿骨
- 関節包
- 膝蓋骨
- 膝蓋靱帯
- 関節半月
- 滑液包
- 骨

(藤田[7])

7 足部の関節・靭帯

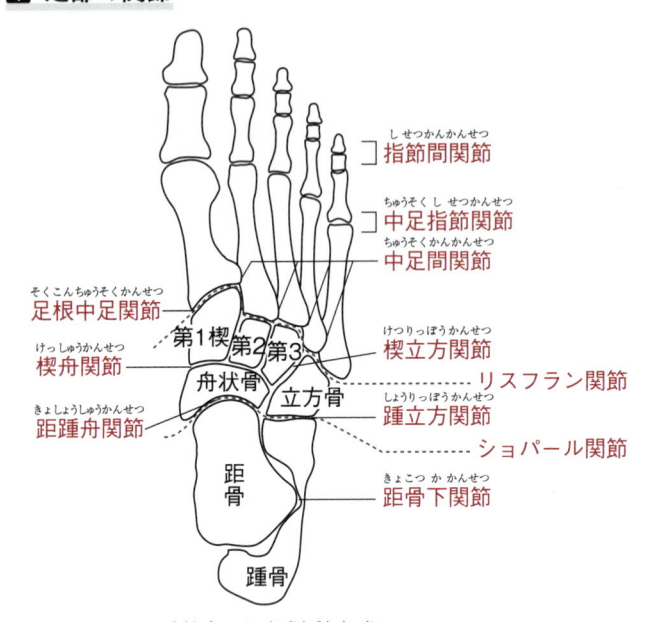

1 足部の関節

- 指節間関節
- 中足指節関節
- 中足間関節
- 足根中足関節
- 楔舟関節
- 楔立方関節
- リスフラン関節
- 距踵舟関節
- 踵立方関節
- ショパール関節
- 距骨下関節

第1楔・第2・第3
舟状骨
立方骨
距骨
踵骨

SIDE MEMO　足弓の骨性三点支持

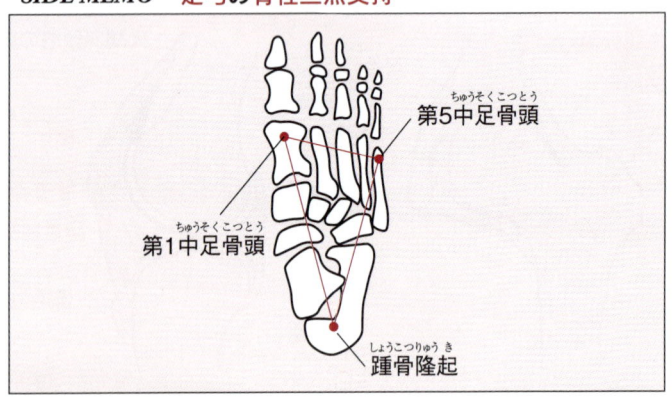

- 第5中足骨頭
- 第1中足骨頭
- 踵骨隆起

第3章 関節と靭帯

2 足部の靱帯

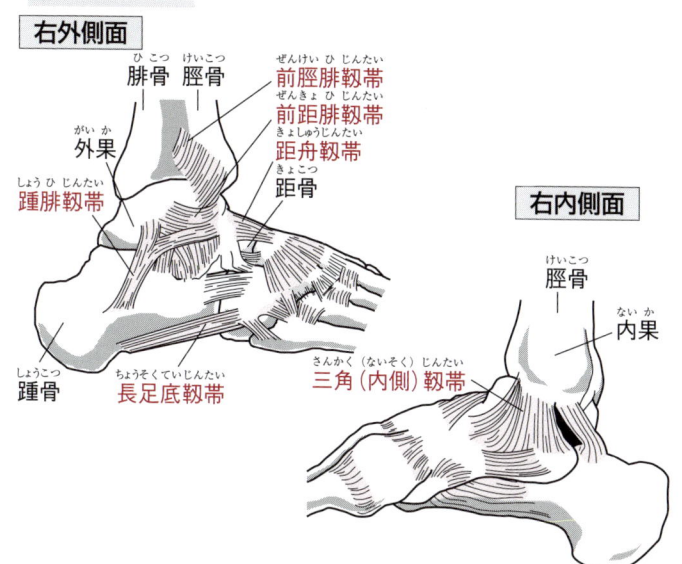

右外側面

- 腓骨（ひこつ）
- 脛骨（けいこつ）
- 前脛腓靱帯（ぜんけいひじんたい）
- 前距腓靱帯（ぜんきょひじんたい）
- 距舟靱帯（きょしゅうじんたい）
- 外果（がいか）
- 距骨（きょこつ）
- 踵腓靱帯（しょうひじんたい）
- 踵骨（しょうこつ）
- 長足底靱帯（ちょうそくていじんたい）
- 三角（内側）靱帯（さんかく（ないそく）じんたい）

右内側面

- 脛骨（けいこつ）
- 内果（ないか）

SIDE MEMO　脛骨からの体圧の伝達

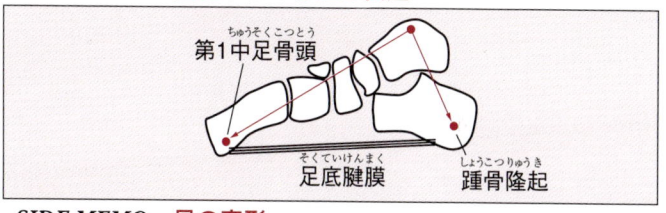

- 第1中足骨頭（ちゅうそくこっとう）
- 足底腱膜（そくていけんまく）
- 踵骨隆起（しょうこつりゅうき）

SIDE MEMO　足の変形

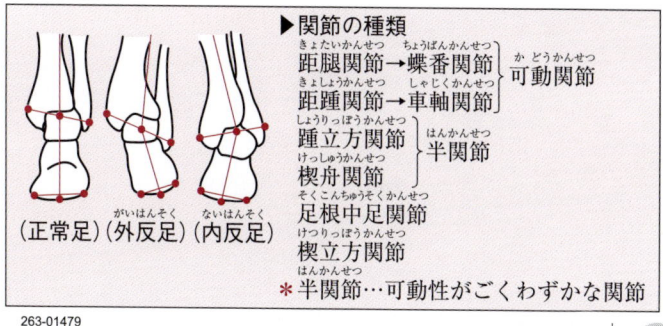

（正常足）（外反足（がいはんそく））（内反足（ないはんそく））

▶関節の種類

距腿関節（きょたいかんせつ）→蝶番関節（ちょうばんかんせつ）｜可動関節（かどうかんせつ）
距踵関節（きょしょうかんせつ）→車軸関節（しゃじくかんせつ）
踵立方関節（しょうりっぽうかんせつ）｝半関節（はんかんせつ）
楔舟関節（けつしゅうかんせつ）
足根中足関節（そくこんちゅうそくかんせつ）
楔立方関節（けつりっぽうかんせつ）

＊半関節（はんかんせつ）…可動性がごくわずかな関節

7　足部の関節・靱帯

第4章
筋系
<small>きんけい</small>

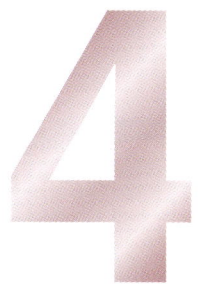

1. 筋の構造……………46
2. 頭部の筋……………49
3. 頸部・背部の筋……51
4. 胸部・腹部の筋……52
5. 肩・腕の筋…………54
6. 手部の筋……………56
7. 股・膝の筋…………58
8. 足部の筋……………60

1 筋の構造

1 筋線維の種類

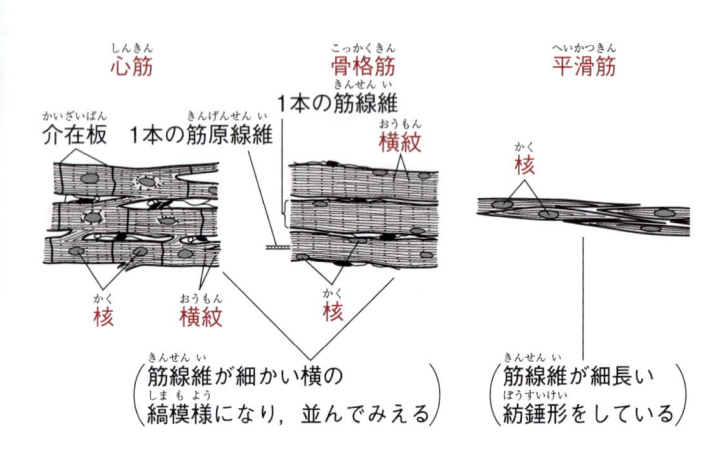

心筋
- 介在板
- 1本の筋原線維
- 核
- 横紋

骨格筋
- 1本の筋線維
- 横紋
- 核

（筋線維が細かい横の縞模様になり，並んでみえる）

平滑筋
- 核

（筋線維が細長い紡錘形をしている）

SIDE MEMO 筋線維の種類

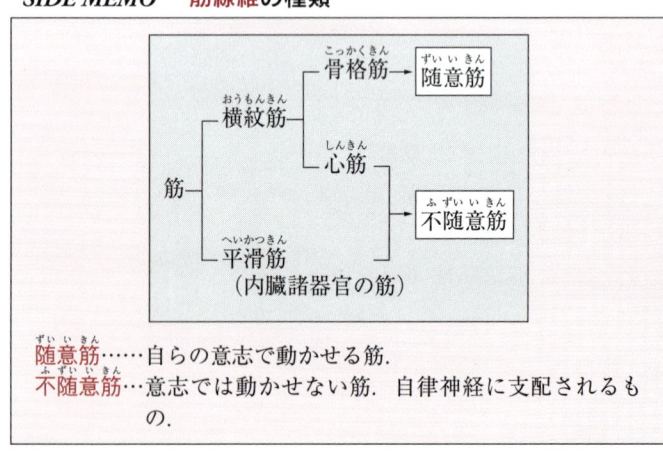

```
            ┌ 骨格筋 ─→ 随意筋
      ┌ 横紋筋 ┤
筋 ┤        └ 心筋
      │                    ─→ 不随意筋
      └ 平滑筋
       （内臓諸器官の筋）
```

随意筋……自らの意志で動かせる筋．
不随意筋…意志では動かせない筋．自律神経に支配されるもの．

第4章 筋系

2 筋の構造

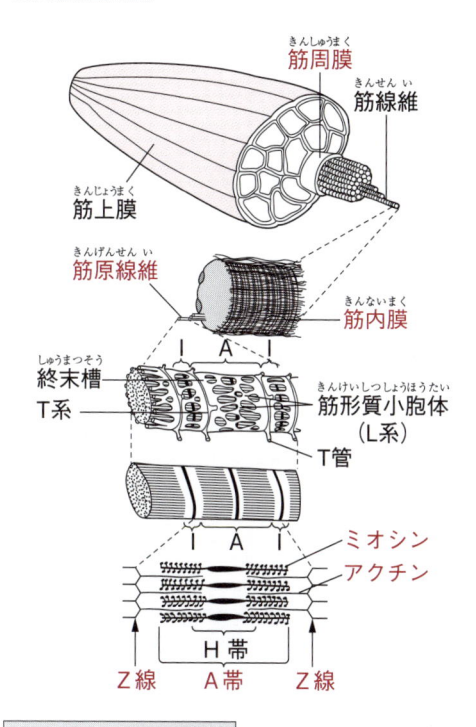

筋周膜
筋線維
筋上膜
筋原線維
筋内膜
終末槽
T系
筋形質小胞体（L系）
T管
ミオシン
アクチン
Z線　A帯　Z線
H帯

(中村・他[1])

骨格筋の微細構造

骨格筋は多数の筋線維から成り立ち，各筋線維の表面は筋鞘で覆われている．骨格筋は横紋構造を持つ．横紋構造は暗いA帯と明るいI帯で成り立ち，A帯は狭く暗いZ帯でさらに2つに分かれている．A帯の中央にはH帯があり，H帯の中央にはM線がある．Z帯からZ帯までが構造上の単位となりこれを筋節という．

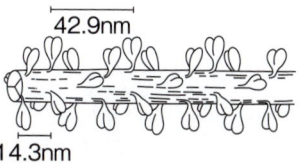

42.9nm
14.3nm
太いフィラメント（ミオシン）

トロポニン
アクチン　トロポミオシン
細いフィラメント（アクチン）

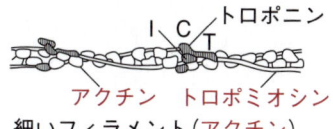

3 筋の形状

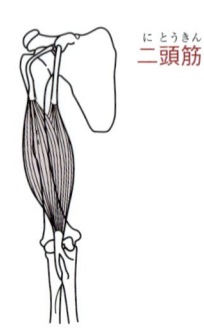

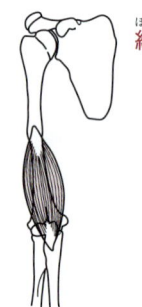

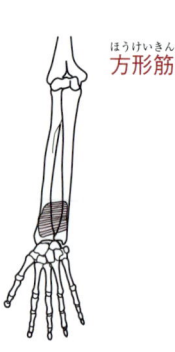

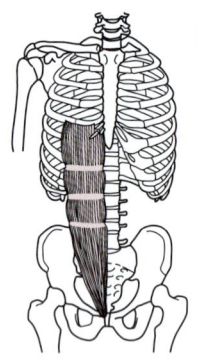

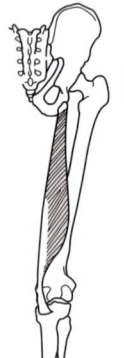

二頭筋

紡錘状筋

方形筋

鋸筋

多腹筋

半羽状筋

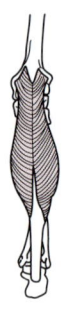

羽状筋

（渡辺[2]）

第4章 筋系

2 頭部の筋

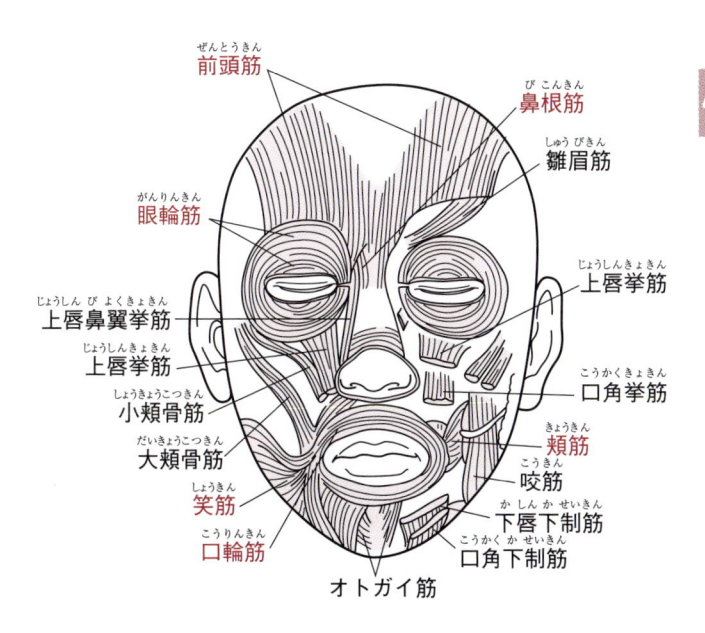

1 表情筋

- 前頭筋
- 鼻根筋
- 皺眉筋
- 眼輪筋
- 上唇挙筋
- 上唇鼻翼挙筋
- 上唇挙筋
- 口角挙筋
- 小頬骨筋
- 大頬骨筋
- 頬筋
- 咬筋
- 笑筋
- 下唇下制筋
- 口輪筋
- 口角下制筋
- オトガイ筋

SIDE MEMO 表情筋（顔面筋）

→ 顔面神経支配

- 前頭筋（額のシワ）
- 皺眉筋（眉間のシワ）
- 口輪筋（口笛を吹く）
- 上唇挙筋
  （泣くときの上唇）
- 大頬骨筋（笑う）
- 口角下制筋（不満顔）
- 小頬骨筋（泣く）
- 眼輪筋（ウインク）
- 口角挙筋（ウインク）

2 咀嚼筋 (一部, 表情筋含む)

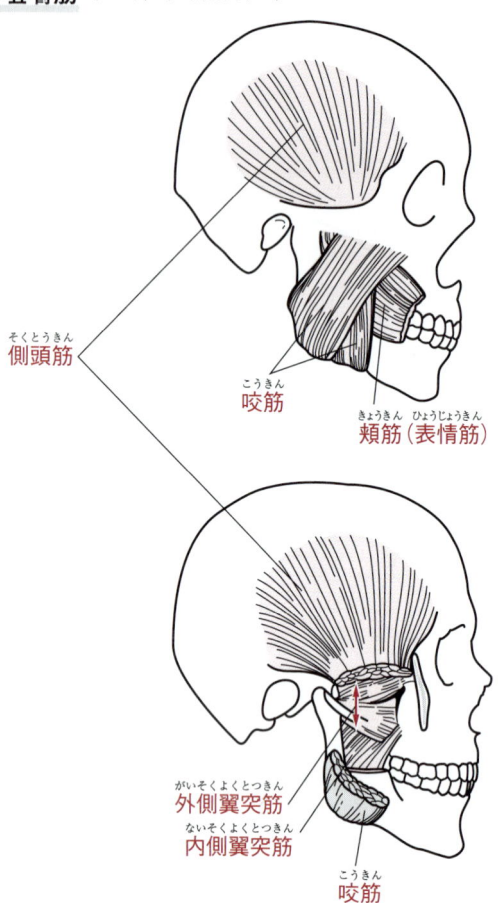

側頭筋（そくとうきん）

咬筋（こうきん）

頬筋（表情筋）（きょうきん ひょうじょうきん）

外側翼突筋（がいそくよくとつきん）

内側翼突筋（ないそくよくとつきん）

咬筋（こうきん）

SIDE MEMO 咀嚼筋

→ 下顎神経支配（三叉神経第3枝）
- 咬筋（顎関節挙上）
- 側頭筋（顎関節挙上，後退）
- 外側翼突筋（顎関節前進，左右運動）
- 内側翼突筋（顎関節挙上，前進，左右運動）

3 頸部・背部の筋

1 頸部の筋

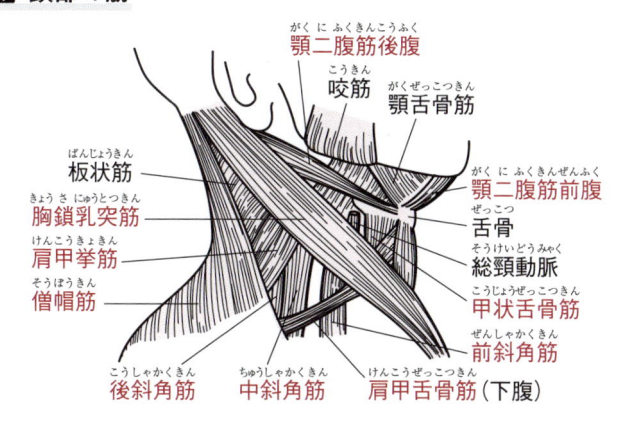

- 顎二腹筋後腹
- 咬筋
- 顎舌骨筋
- 板状筋
- 胸鎖乳突筋
- 肩甲挙筋
- 僧帽筋
- 顎二腹筋前腹
- 舌骨
- 総頸動脈
- 甲状舌骨筋
- 前斜角筋
- 後斜角筋
- 中斜角筋
- 肩甲舌骨筋（下腹）

2 背部の筋

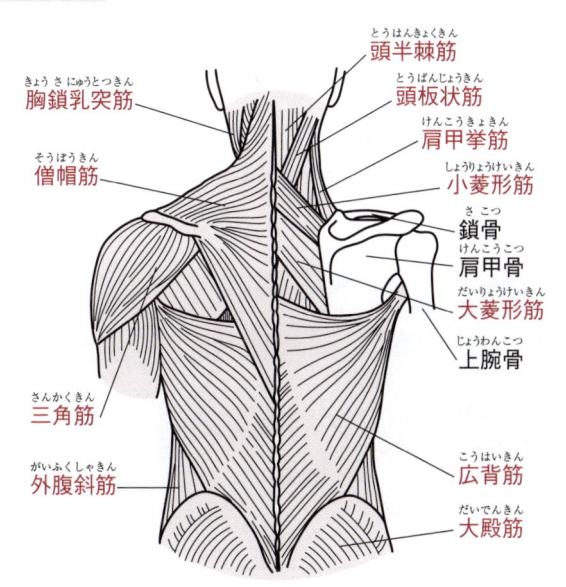

- 胸鎖乳突筋
- 僧帽筋
- 頭半棘筋
- 頭板状筋
- 肩甲挙筋
- 小菱形筋
- 鎖骨
- 肩甲骨
- 大菱形筋
- 上腕骨
- 三角筋
- 外腹斜筋
- 広背筋
- 大殿筋

4　胸部・腹部の筋

1 胸部・腹部の筋

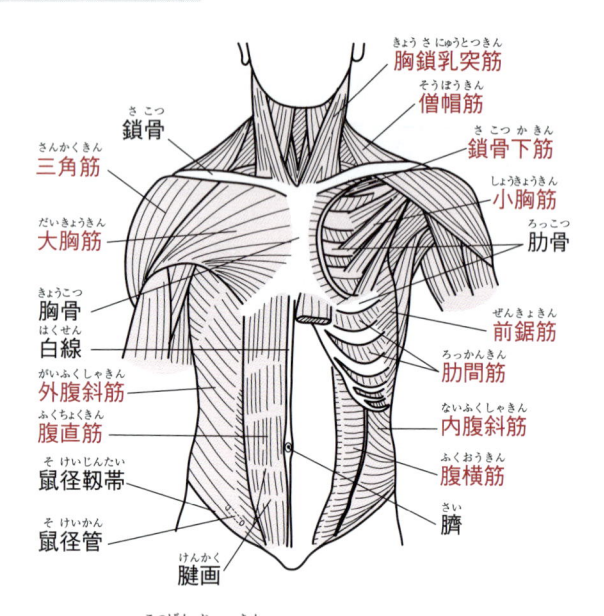

図ラベル（上図）：
- 胸鎖乳突筋
- 僧帽筋
- 鎖骨
- 鎖骨下筋
- 三角筋
- 小胸筋
- 大胸筋
- 肋骨
- 胸骨
- 前鋸筋
- 白線
- 肋間筋
- 外腹斜筋
- 内腹斜筋
- 腹直筋
- 腹横筋
- 鼠径靱帯
- 臍
- 鼠径管
- 腱画

SIDE MEMO　骨盤部の筋

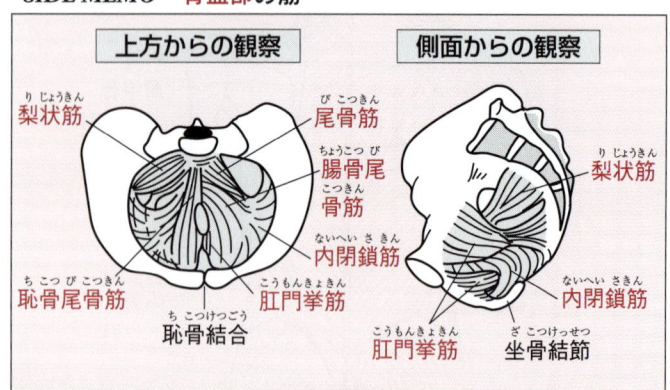

上方からの観察
- 梨状筋
- 尾骨筋
- 腸骨尾骨筋
- 内閉鎖筋
- 恥骨尾骨筋
- 肛門挙筋
- 恥骨結合

側面からの観察
- 梨状筋
- 内閉鎖筋
- 肛門挙筋
- 坐骨結節

第4章　筋系

2 横隔膜（おうかくまく）

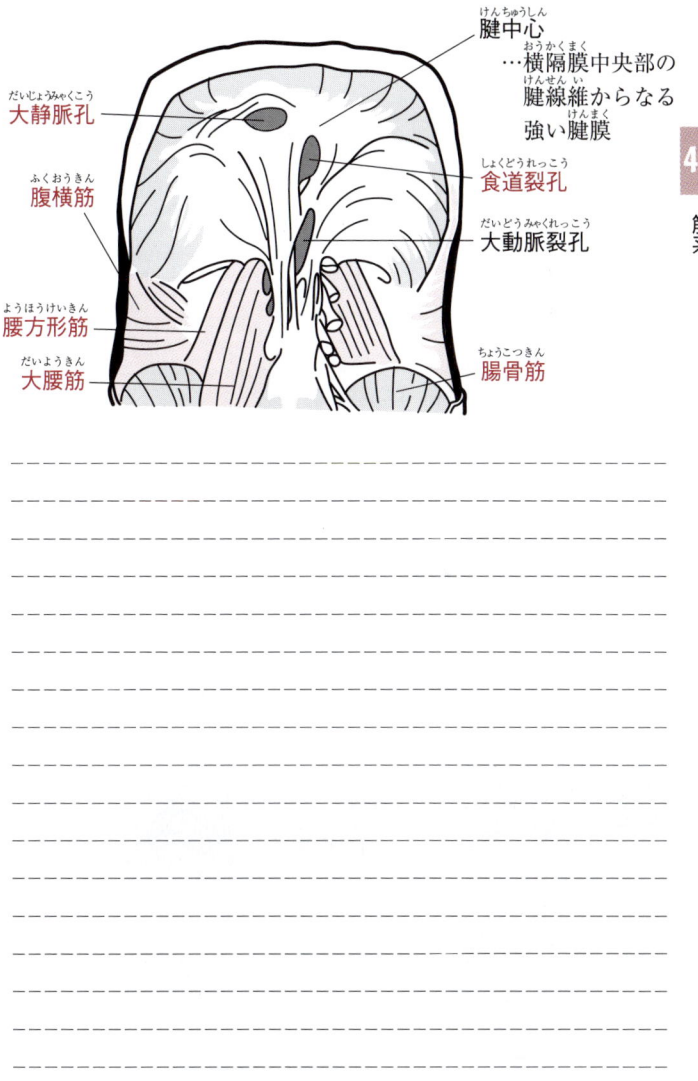

- 腱中心（けんちゅうしん）…横隔膜中央部の腱線維からなる強い腱膜
- 大静脈孔（だいじょうみゃくこう）
- 食道裂孔（しょくどうれっこう）
- 腹横筋（ふくおうきん）
- 大動脈裂孔（だいどうみゃくれっこう）
- 腰方形筋（ようほうけいきん）
- 大腰筋（だいようきん）
- 腸骨筋（ちょうこつきん）

4 筋系

4 胸部・腹部の筋

5 肩・腕の筋

1 肩・腕の筋

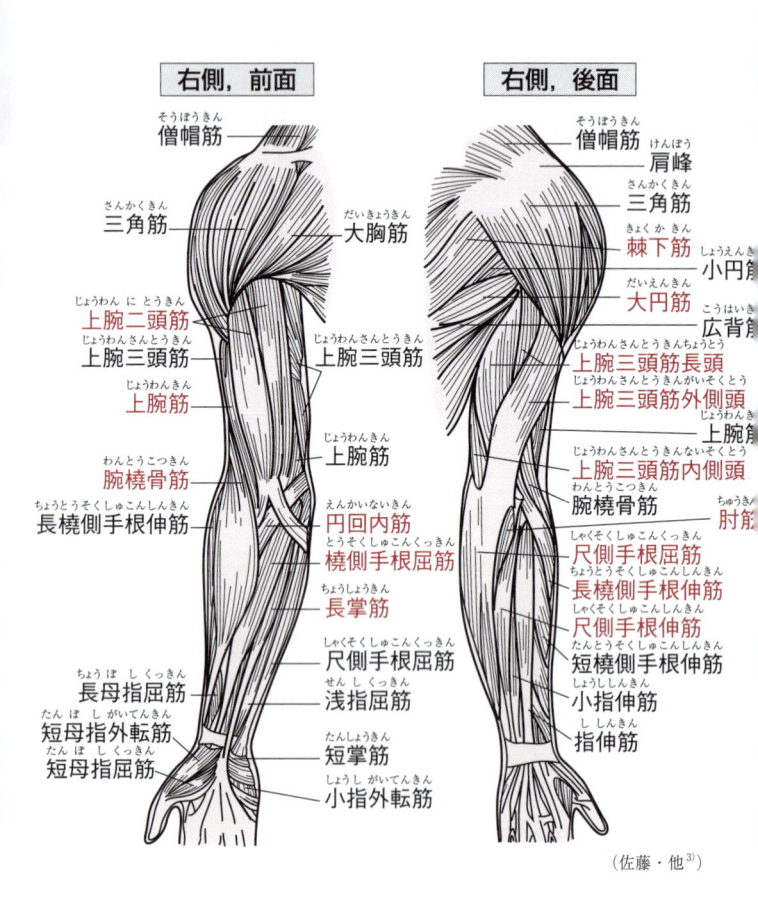

右側，前面

- 僧帽筋
- 三角筋
- 大胸筋
- 上腕二頭筋
- 上腕三頭筋
- 上腕三頭筋
- 上腕筋
- 上腕筋
- 腕橈骨筋
- 長橈側手根伸筋
- 円回内筋
- 橈側手根屈筋
- 長掌筋
- 尺側手根屈筋
- 浅指屈筋
- 長母指屈筋
- 短掌筋
- 短母指外転筋
- 短母指屈筋
- 小指外転筋

右側，後面

- 僧帽筋
- 肩峰
- 三角筋
- 棘下筋
- 小円筋
- 大円筋
- 広背筋
- 上腕三頭筋長頭
- 上腕三頭筋外側頭
- 上腕筋
- 上腕三頭筋内側頭
- 腕橈骨筋
- 肘筋
- 尺側手根屈筋
- 長橈側手根伸筋
- 尺側手根伸筋
- 短橈側手根伸筋
- 小指伸筋
- 指伸筋

（佐藤・他[3]）

第4章 筋系

SIDE MEMO 肩, 腕の筋肉

肩関節運動に働く筋
① 大胸筋　　　② 三角筋　　　③ 烏口腕筋
④ 上腕二頭筋　⑤ 上腕三頭筋　⑥ 大円筋
⑦ 小円筋　　　⑧ 広背筋　　　⑨ 棘上筋
⑩ 棘下筋　　　⑪ 肩甲下筋

肘関節運動に働く筋
① 上腕筋（屈曲）　② 上腕二頭筋（屈曲・回外）
③ 腕橈骨筋（半回内位屈曲）
④ 上腕三頭筋　　　⑤ 肘筋屈曲

手関節屈筋群
① 橈側手根屈筋　② 長母指屈筋　③ 長掌筋
④ 浅指屈筋　　　⑤ 深指屈筋　　⑥ 尺側手根屈筋

手関節伸筋群
① 長橈側手根伸筋　② 短橈側手根伸筋　③ 長母指外転筋
④ 長母指伸筋　　　⑤ 短母指伸筋　　　⑥ 示指筋
⑦ 総指伸筋　　　　⑧ 小指伸筋　　　　⑨ 尺側手根伸筋

6 手部の筋

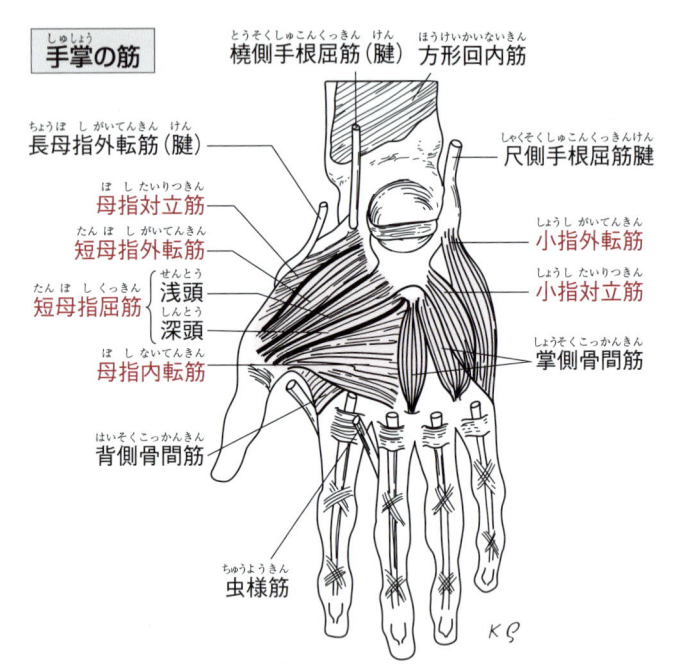

1 手部の筋

手掌の筋

図の名称：
- 橈側手根屈筋（腱）
- 方形回内筋
- 長母指外転筋（腱）
- 尺側手根屈筋腱
- 母指対立筋
- 短母指外転筋
- 小指外転筋
- 短母指屈筋
  - 浅頭
  - 深頭
- 小指対立筋
- 母指内転筋
- 掌側骨間筋
- 背側骨間筋
- 虫様筋

(清木[4])

SIDE MEMO 手部の筋

母指球筋	小指球筋	手内筋
①母指内転筋	①小指外転筋	①虫様筋
②母指対立筋	②小指対立筋	（MP屈曲，IP伸展）
③短母指外転筋	③短小指屈筋	②背側骨間筋
④短母指屈筋	④短掌筋	（指外転）
		③掌側骨間筋
		（指内転）

第4章 筋系

手部の腱鞘分布（手掌面）

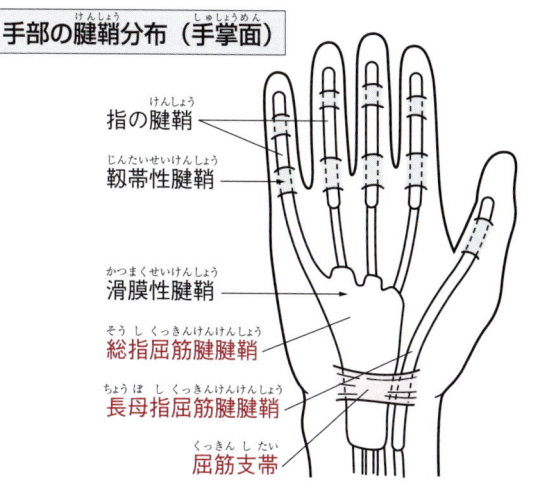

- 指の腱鞘
- 靱帯性腱鞘
- 滑膜性腱鞘
- 総指屈筋腱腱鞘
- 長母指屈筋腱腱鞘
- 屈筋支帯

屈筋支帯と伸筋支帯：手首の関節には腱を覆う膜があり，この膜の下はトンネル状になっており，そこを通過する腱の運動を円滑化させている．屈筋腱を覆うものを屈筋支帯，伸筋腱を覆うものを伸筋支帯という．

手部の腱鞘分布（手背面）

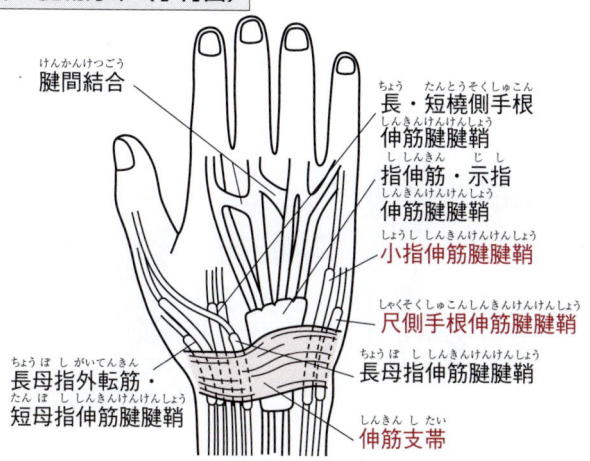

- 腱間結合
- 長・短橈側手根伸筋腱腱鞘
- 指伸筋・示指伸筋腱腱鞘
- 小指伸筋腱腱鞘
- 尺側手根伸筋腱腱鞘
- 長母指外転筋・短母指伸筋腱腱鞘
- 長母指伸筋腱腱鞘
- 伸筋支帯

6 手部の筋

7 股・膝の筋

1 股・膝の筋

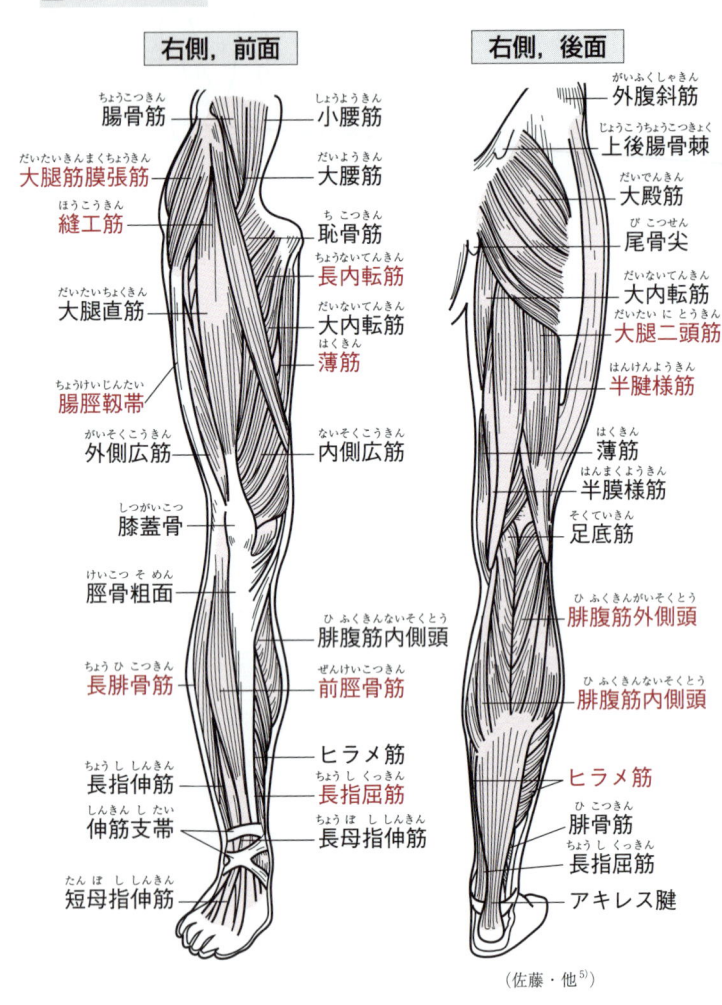

右側，前面

- 腸骨筋（ちょうこつきん）
- 大腿筋膜張筋（だいたいきんまくちょうきん）
- 縫工筋（ほうこうきん）
- 大腿直筋（だいたいちょくきん）
- 腸脛靱帯（ちょうけいじんたい）
- 外側広筋（がいそくこうきん）
- 膝蓋骨（しつがいこつ）
- 脛骨粗面（けいこつそめん）
- 長腓骨筋（ちょうひこつきん）
- 長指伸筋（ちょうししんきん）
- 伸筋支帯（しんきんしたい）
- 短母指伸筋（たんぼししんきん）
- 小腰筋（しょうようきん）
- 大腰筋（だいようきん）
- 恥骨筋（ちこつきん）
- 長内転筋（ちょうないてんきん）
- 大内転筋（だいないてんきん）
- 薄筋（はくきん）
- 内側広筋（ないそくこうきん）
- 腓腹筋内側頭（ひふくきんないそくとう）
- 前脛骨筋（ぜんけいこつきん）
- ヒラメ筋
- 長指屈筋（ちょうしくっきん）
- 長母指伸筋（ちょうぼししんきん）

右側，後面

- 外腹斜筋（がいふくしゃきん）
- 上後腸骨棘（じょうこうちょうこつきょく）
- 大殿筋（だいでんきん）
- 尾骨尖（びこつせん）
- 大内転筋（だいないてんきん）
- 大腿二頭筋（だいたいにとうきん）
- 半腱様筋（はんけんようきん）
- 薄筋（はくきん）
- 半膜様筋（はんまくようきん）
- 足底筋（そくていきん）
- 腓腹筋外側頭（ひふくきんがいそくとう）
- 腓腹筋内側頭（ひふくきんないそくとう）
- ヒラメ筋
- 腓骨筋（ひこつきん）
- 長指屈筋（ちょうしくっきん）
- アキレス腱

（佐藤・他[5]）

股関節の運動に働く筋

運動	主動筋
屈曲	腸腰筋，大腿直筋，恥骨筋，大腿筋膜張筋
伸展	大殿筋，ハムストリングス （大腿二頭筋，半腱様筋，半膜様筋）
内転	恥骨筋，薄筋，短内転筋，長内転筋，大内転筋
外転	大筋膜張筋，中殿筋
内旋	小殿筋
外旋	梨状筋，内閉鎖筋，外閉鎖筋，上双子筋，下双子筋，大方形筋，大殿筋

足関節の運動に働く筋

運動	主動筋
背屈	前脛骨筋，長指伸筋，第3腓骨筋
底屈	長腓骨筋，腓腹筋，ヒラメ筋，足底筋

7 股・膝の筋

8 足部の筋

1 足部の筋

足関節・足部の背屈筋（背側）

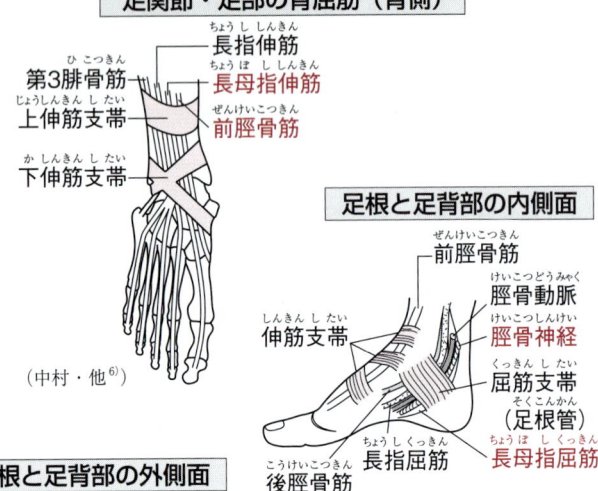

- 長指伸筋
- 第3腓骨筋
- 長母指伸筋
- 上伸筋支帯
- 前脛骨筋
- 下伸筋支帯

(中村・他[6])

足根と足背部の内側面

- 前脛骨筋
- 脛骨動脈
- 伸筋支帯
- 脛骨神経
- 屈筋支帯（足根管）
- 長指屈筋
- 長母指屈筋
- 後脛骨筋

足根と足背部の外側面

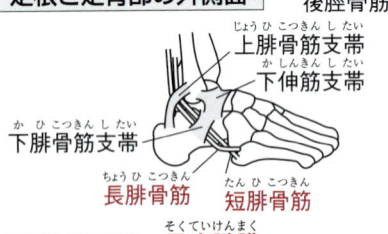

- 上腓骨筋支帯
- 下伸筋支帯
- 下腓骨筋支帯
- 長腓骨筋
- 短腓骨筋

(中村・他[7])

SIDE MEMO　足底腱膜

足底筋を覆う深筋膜中央部が厚くなったもの

〈前方〉基節骨深部の靱帯と滑液
〈後方〉踵骨

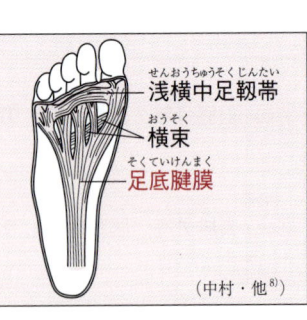

- 浅横中足靱帯
- 横束
- 足底腱膜

(中村・他[8])

第4章　筋系

第5章
筋の付着と神経支配

1. 体幹前面の筋―付着と神経支配……62
2. 体幹後面および肩周囲の筋
   ―付着と神経支配………………64
3. 上肢の筋―付着と神経支配……66
4. 下肢の筋―付着と神経支配……69

1 体幹前面の筋──付着と神経支配

1 体幹前面の筋

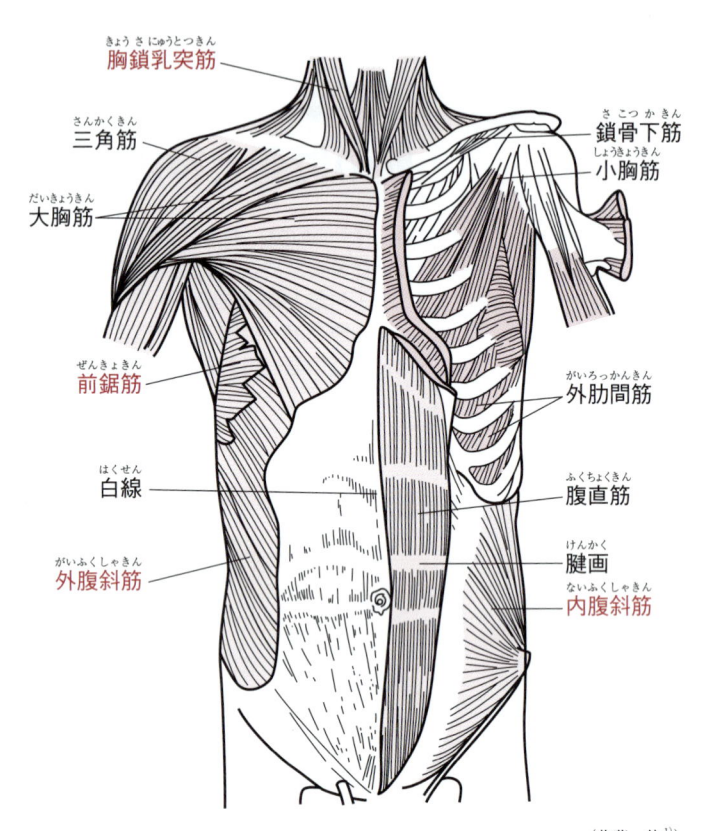

図中ラベル:
- 胸鎖乳突筋
- 三角筋
- 鎖骨下筋
- 小胸筋
- 大胸筋
- 前鋸筋
- 外肋間筋
- 白線
- 腹直筋
- 外腹斜筋
- 腱画
- 内腹斜筋

(佐藤・他[1])

2 体幹前面の筋—起始・停止（付着）と神経支配

筋名	起始	停止（付着）	神経支配
胸鎖乳突筋	胸骨頭：胸骨上縁 鎖骨頭：鎖骨の胸骨縁	乳様突起，後頭骨	副神経 頸神経
大胸筋	鎖骨内側2/3，胸骨前面第1～6肋骨，腹直筋鞘前葉	上腕骨大結節稜	胸筋神経
小胸筋	第3～5肋骨前面	肩甲骨烏口突起	胸筋神経
前鋸筋	第1～9肋骨側面	肩甲骨内側縁全域	長胸神経
鎖骨下筋	第1肋骨胸骨端	鎖骨中央下面	鎖骨下神経
腹直筋	第5～7肋軟骨，剣状突起	恥骨結合，恥骨結節	
外腹斜筋	第6～12肋骨外側面	白線，恥骨結合前面，鼠径靱帯	
内腹斜筋	胸腰筋膜 腸骨稜の中間線 鼠径靱帯外側	（後部筋束）第11・12肋骨 （他）腹直筋鞘外縁で腱膜 ↓ 2枚に分裂 ↓ 腹直筋鞘の前後両葉	肋間神経 腰神経叢 （腸骨下腹神経，腸骨鼠径神経）
腹横筋	第6～12肋軟骨内面，胸腰筋膜腸骨稜内唇，鼠径靱帯外側	腹直筋鞘，恥骨上縁	
腰方形筋	下位3～4個の腰椎肋骨突起腸骨稜，腸腰靱帯	第12肋骨 第1～3腰椎肋骨突起	腰神経叢の枝 (T12～L3)

2 体幹後面および肩周囲の筋 ― 付着と神経支配

1 体幹後面および肩周囲の筋

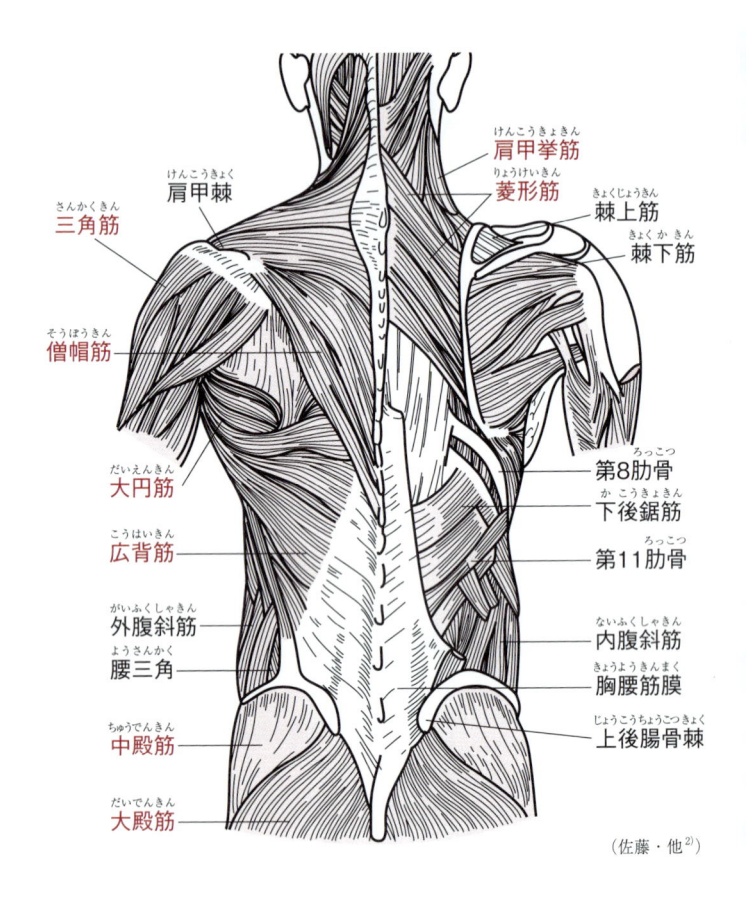

- 肩甲挙筋
- 菱形筋
- 肩甲棘
- 棘上筋
- 棘下筋
- 三角筋
- 僧帽筋
- 大円筋
- 第8肋骨
- 下後鋸筋
- 広背筋
- 第11肋骨
- 外腹斜筋
- 内腹斜筋
- 腰三角
- 胸腰筋膜
- 中殿筋
- 上後腸骨棘
- 大殿筋

(佐藤・他[2])

第5章 筋の付着と神経支配

2 体幹後面および肩周囲の筋―起始・停止（付着）と神経支配

筋名	起始	停止（付着）	神経支配
僧帽筋	後頭骨，項靱帯，C7〜T12の棘突起	肩甲棘，肩峰，鎖骨外側1/2	副神経，頸神経叢
広背筋	T7以下の棘突起，下位肋骨，腸骨稜	上腕骨小結節稜	胸背神経
肩甲挙筋	C1〜4の横突起	肩甲骨上角，内側縁上部	肩甲背神経
菱形筋	C6〜T4の棘突起	肩甲骨内側縁下部2/3	肩甲背神経
三角筋	肩甲棘，肩峰鎖骨外側部1/3	上腕骨三角筋粗面	腋窩神経
小円筋	肩甲骨外側縁上部1/2	上腕骨大結節	腋窩神経
棘上筋	肩甲骨棘上窩，棘上筋膜内面	上腕骨大結節上部	肩甲上神経
棘下筋	肩甲骨棘下窩	上腕骨大結節	肩甲上神経
肩甲下筋	肩甲骨肋骨面（肩甲下窩）	上腕骨小結節	肩甲下神経
大円筋	肩甲骨下角	上腕骨小結節稜	肩甲下神経
烏口腕筋	肩甲骨烏口突起	上腕骨小結節下部	筋皮神経

3　上肢の筋─付着と神経支配

1 上腕の筋（右側）

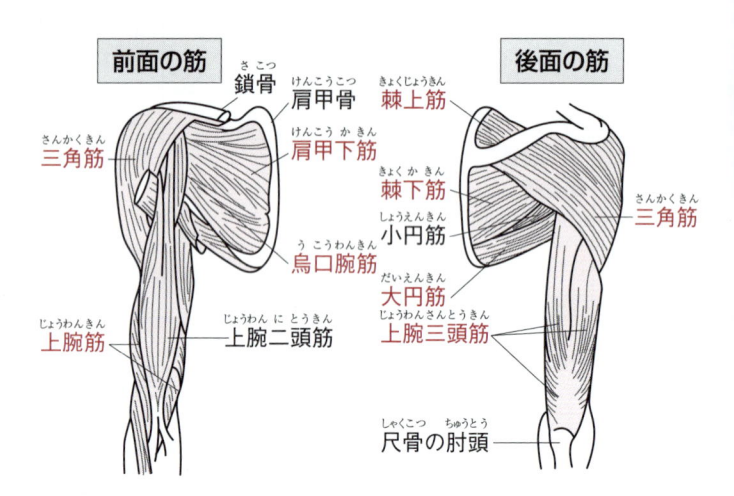

前面の筋

- 鎖骨
- 肩甲骨
- 三角筋
- 肩甲下筋
- 烏口腕筋
- 上腕筋
- 上腕二頭筋

後面の筋

- 棘上筋
- 棘下筋
- 小円筋
- 三角筋
- 大円筋
- 上腕三頭筋
- 尺骨の肘頭

2 前腕の筋（右側）

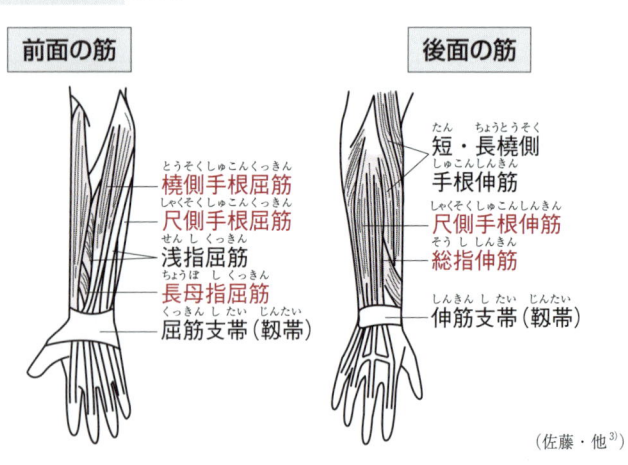

前面の筋

- 橈側手根屈筋
- 尺側手根屈筋
- 浅指屈筋
- 長母指屈筋
- 屈筋支帯（靱帯）

後面の筋

- 短・長橈側手根伸筋
- 尺側手根伸筋
- 総指伸筋
- 伸筋支帯（靱帯）

(佐藤・他[3])

3 上肢の筋—起始・停止（付着）と神経支配①

筋名	起始	停止（付着）	神経支配
上腕二頭筋	長頭：肩甲骨関節上結節 短頭：烏口突起	（2頭をして） 橈骨粗面，前腕筋膜上内側	筋皮神経
上腕筋	内・外側上腕筋間中隔と上腕骨前面	尺骨粗面，肘関節包	筋皮神経
腕橈骨筋	上腕骨外側下部，外側筋間中隔	橈骨茎状突起	橈骨神経
上腕三頭筋	長頭　　：肩甲骨関節下結節 内側頭：上腕骨後内側，筋間中隔 外側頭：上腕骨後外側，筋間中隔	（3頭をして） 肘頭	橈骨神経
肘筋	上腕骨外側上顆	肘頭外側面	橈骨神経
円回内筋	上腕頭：内側上顆，内側筋間中隔 尺骨頭：鉤状突起内側	（2頭をして） 橈骨中央外側・後側部	正中神経
方形回内筋	尺骨下部前面	橈骨下端前面	正中神経
回外筋	上腕骨外側上顆，尺骨後上面 肘関節包後面，橈骨輪状靱帯	橈骨外側，前面	橈骨神経
尺側手根屈筋	上腕頭：内側上顆 尺骨頭：肘頭後面	豆状骨，有鈎骨 第5中手骨底	尺骨神経
橈側手根屈筋	上腕骨内側上顆	第2〜3中手骨底	正中神経
長掌筋	上腕骨内側上顆，前腕骨膜内面	手掌腱膜	正中神経
浅指屈筋	上腕尺骨頭：内側上顆，尺骨粗面 橈骨頭　　：橈骨上前面	第2〜5指中骨底	正中神経
深指屈筋	尺骨前面，前腕骨間膜	第2〜5指末節骨底	正中神経 尺骨神経 （尺側の一部）
長母指屈筋	尺骨前面，前腕骨間膜	母指末節骨底	正中神経
長橈側手根伸筋	上腕骨下端外側，外側上顆 外側上腕筋間中隔	第2中手骨底背側	橈骨神経
短橈側手根伸筋	上腕骨外側上顆，橈骨輪状靱帯	第3中手骨底背側	橈骨神経
尺側手根伸筋	上腕頭：外側上顆 尺骨頭：尺骨上部後面	第5中手骨底	橈骨神経
指伸筋	上腕骨外側上顆	第2〜5指中節骨底 末節骨底背側	橈骨神経
示指伸筋	尺骨後下部，前腕骨間膜	第2指背腱膜	橈骨神経
小指伸筋	指伸筋下部から分離	第5指背腱膜	橈骨神経
長母指伸筋	尺骨後面，前腕骨間膜	母指末節骨底	橈骨神経
短母指伸筋	前腕骨間膜，橈骨背面	母指基節骨底背側	橈骨神経
長母指外転筋	尺骨，橈骨外側面，前腕骨間膜	第1中手骨底外側	橈骨神経

4 上肢の筋（手内在筋）―起始・停止（付着）と神経支配②

筋名	起始	停止(付着)	神経支配
虫様筋 (4筋)	橈側2筋：深指屈筋腱の橈側 尺側2筋：深指屈筋腱の相対する面(2頭)	各第2〜5指基節骨底橈側面,指背腱膜	橈側2筋(第1・2)：正中神経 尺側2筋(第3・4)：尺骨神経
掌側骨間筋 (3筋)	第2中手骨尺側 第4・5中手骨橈側	第2・4・5基節骨底橈側	尺骨神経
背側骨間筋 (4筋)	第1〜5中手骨の相対する面	橈側：第2指橈側 中央2個：第3指両側 尺側：第4指尺側基節骨底指背腱膜	尺骨神経 (橈側骨間筋は時に正中神経支配を受けることがある)
小指外転筋	豆状骨, 屈筋支帯	小指基節骨底尺側,種子骨	尺骨神経
短小指屈筋	有鈎骨, 屈筋支帯	小指基節骨底尺側,種子骨	尺骨神経
小指対立筋	有鈎骨, 屈筋支帯	第5中手骨尺側縁	尺骨神経
短掌筋	手掌腱膜尺側縁	掌側皮膚の尺側縁	尺骨神経
母指内転筋	横頭：第3中手骨掌面 斜頭：有頭骨,第2・3中手骨底掌側	(両頭合して) 第1中手骨頭尺側種子骨 母指基節骨底	尺骨神経(深枝)
短母指屈筋	浅頭：屈筋支帯 深頭：大小菱形骨,有頭骨	第1中手骨橈側種子骨 第1中手骨尺側種子骨 母指基節骨底	尺骨神経(深頭) 正中神経(浅頭)
母指対立筋	大菱形骨結節,屈筋支帯	第1中手骨橈側縁	正中神経
短母指外転筋	舟状骨,屈筋支帯橈側端	第1中手骨頭橈側種子骨 母指基節骨底	正中神経

4 下肢の筋—付着と神経支配

1 大腿の筋（右側）

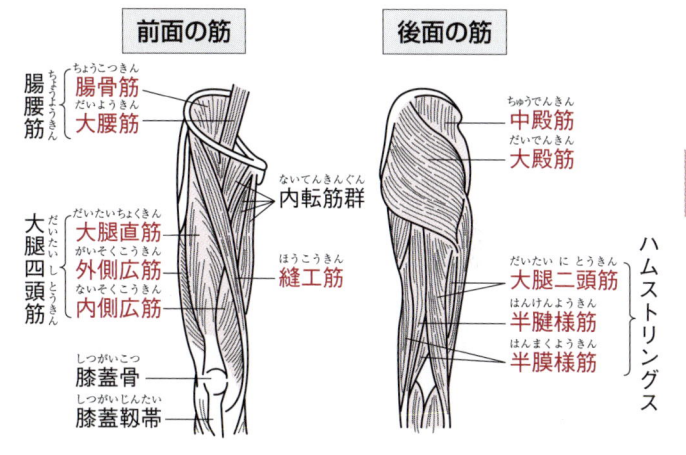

前面の筋

- 腸腰筋
  - 腸骨筋
  - 大腰筋
- 大腿四頭筋
  - 大腿直筋
  - 外側広筋
  - 内側広筋
- 内転筋群
- 縫工筋
- 膝蓋骨
- 膝蓋靱帯

後面の筋

- 中殿筋
- 大殿筋
- ハムストリングス
  - 大腿二頭筋
  - 半腱様筋
  - 半膜様筋

2 下腿の筋（右側）

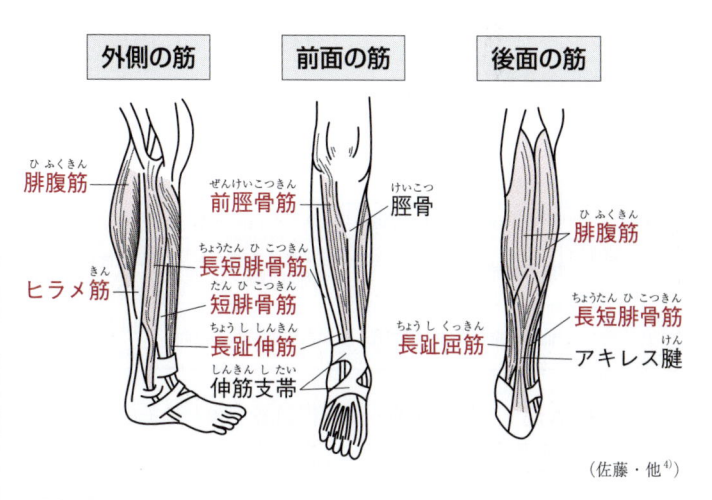

外側の筋

- 腓腹筋
- ヒラメ筋
- 長短腓骨筋
- 短腓骨筋
- 長趾伸筋
- 伸筋支帯

前面の筋

- 前脛骨筋
- 脛骨

後面の筋

- 腓腹筋
- 長短腓骨筋
- 長趾屈筋
- アキレス腱

（佐藤・他[4]）

3 下肢および骨盤周囲の筋─起始・停止（付着）と神経支配

筋名		起始	停止（付着）	神経支配
大腿四頭筋	大腿直筋	下前腸骨棘，臼蓋上縁	（合同腱として）膝蓋骨底 膝蓋骨両側縁 膝蓋靱帯	大腿神経
	外側広筋	大転子基部 大腿粗線外側唇		
	中間広筋	大腿直筋下の大腿大骨前面		
	内側広筋	転子間下部 大腿骨粗線内側唇		
腸腰筋	腸骨筋	腸骨内面	大腿骨小転子	腰神経叢 大腿神経
	大腰筋	T12〜L4の棘突起および椎体		
	小腰筋	T12〜L1の棘突起および椎体		
縫工筋		上前腸骨棘	脛骨粗面内側	大腿神経
恥骨筋		恥骨櫛	大腿骨前上面	大腿神経 閉鎖神経
大腿筋膜張筋		上前腸骨棘，中殿筋膜	腸脛靱帯（脛骨粗面）	上殿神経
大殿筋		後殿線後部，腰背筋膜 仙骨，尾骨外側 仙結節靱帯	大腿骨上後面 腸脛靱帯	下殿神経
大腿二頭筋		長頭：坐骨結節 短頭：大腿骨後下面	腓骨頭	長頭：坐骨神経 短頭：腓骨神経
半腱様筋		坐骨結節	脛骨粗面	脛骨神経
半膜様筋		坐骨結節	骨内側顆，膝窩靱帯 下筋膜	脛骨神経
中殿筋		腸骨後面	大転子外側	上殿神経
小殿筋		腸骨後面	大転子	上殿神経
薄筋		恥骨下枝下縁	脛骨粗面	閉鎖神経
長内転筋		恥骨結節	大腿骨後面中央	閉鎖神経
短内転筋		恥骨下枝と坐骨下枝の境	大腿骨後面上部	閉鎖神経
大内転筋		坐骨結節，坐骨下枝	大腿骨後面中央，内側上顆	閉鎖神経 坐骨神経
深層外旋六筋		仙骨，坐骨後面，閉鎖孔	大腿骨大転子後面	閉鎖神経 仙骨神経

深層外旋六筋：①内閉鎖筋，②外閉鎖筋，③上双子筋，④下双子筋，⑤大腿方形筋，⑥梨状筋

4 下腿および足部の筋─起始・停止（付着）と神経支配

筋名	起始	停止（付着）	神経支配
腓腹筋	内側頭：大腿骨内側上顆 外側頭：大腿骨外側上顆	（ヒラメ筋と共同腱） アキレス腱→踵骨隆起	脛骨神経
ヒラメ筋	脛骨ヒラメ筋線，内側縁 ヒラメ筋腱弓，腓骨頭	（腓腹筋と共同腱） アキレス腱→踵骨隆起	脛骨神経
膝窩筋	脛骨上部後面，膝窩筋膜	大腿骨外側顆，膝関節包	脛骨神経
後脛骨筋	脛骨，腓骨， 骨間膜の上後面	舟状骨，立方骨， 中間楔状骨，外側楔状骨， 第2～3中足骨底	脛骨神経
長趾屈筋	脛骨後面	第2～5指末節骨底	脛骨神経
長母趾屈筋	下腿骨間膜後下部， 腓骨下2/3	母指末節骨底	脛骨神経
足底筋	外側上顆，膝関節包	踵骨隆起，足関節包	脛骨神経
前脛骨筋	脛骨上外側2/3，骨間膜， 筋膜	（足背から） 内側楔状骨， 第1中足骨底内側	深腓骨神経
長腓骨筋	腓骨頭，腓骨上外側	第1・2中足骨底， 内側楔状骨	浅腓骨神経
短腓骨筋	腓骨外側	第5中足骨底	浅腓骨神経
第3腓骨筋	腓骨前下面	第5中足骨底背側	深腓骨神経
長母趾伸筋	下腿骨間膜，腓骨中央内側	母指末節骨底，基節骨底	深腓骨神経
長趾伸筋	骨外側顆，腓骨上部 下腿骨間膜，下腿筋膜	第2～5指指背腱膜	深腓骨神経

第6章
中枢神経系
ちゅうすうしんけいけい

1. 神経の構造と発生……74
2. 大脳………………77
3. 脳幹………………79
4. 小脳………………81
5. 脊髄………………83
6. 脳室………………85
7. 上行性伝導路…………86
8. 下行性伝導路…………88

1 神経の構造と発生

1 神経細胞

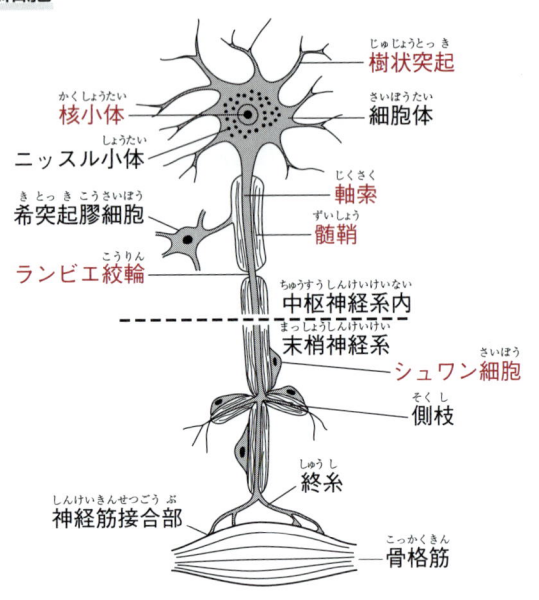

図の注釈（時計回り）:
- 樹状突起
- 細胞体
- 軸索
- 髄鞘
- 中枢神経系内
- 末梢神経系
- シュワン細胞
- 側枝
- 終糸
- 骨格筋
- 神経筋接合部
- ランビエ絞輪
- 希突起膠細胞
- ニッスル小体
- 核小体

SIDE MEMO 神経の興奮伝導

神経の興奮伝導はニューロンを一つの単位とし，それを構成する樹状突起→細胞体→神経突起へと伝わる．神経突起の終末は，次のニューロンの樹状突起または細胞体に触れて，その興奮を次のニューロンへ伝える．ニューロン間の神経活動に関わる接合部位とその場所をシナプスという．

シナプスには，「シナプス間隙」(1/数万 mm の隙間) がある．軸索を伝導した電気信号は，シナプスでは化学物質信号に変換して次の神経細胞に情報を伝達する．この化学物質信号を「神経伝達物質」といい，「アセチルコリン，ノルアドレナリン，ドーパミンなど（数十種類）」がある．シナプス間隙の伝達に要する時間は0.1～0.2ミリ秒．1個のニューロンが持つシナプスの数は100～10,000程度（ただし脳内で同じニューロンとのシナプス構成は1～2個に限られる）．

第6章 中枢神経系

2 神経系の構成

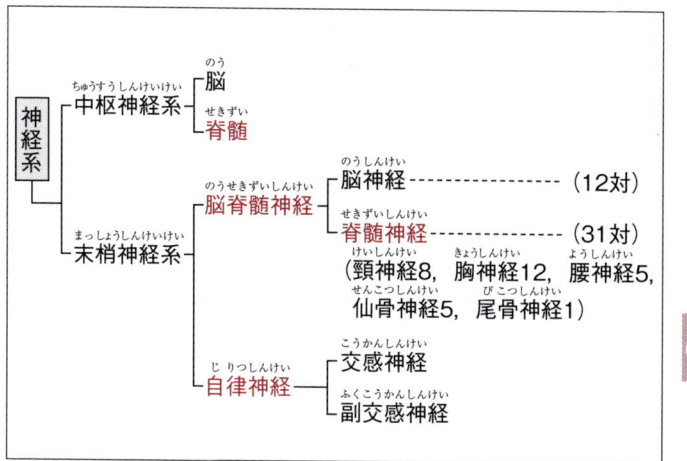

```
         ┌─ 中枢神経系 ─┬─ 脳
         │             └─ 脊髄
神経系 ─┤
         │             ┌─ 脳脊髄神経 ─┬─ 脳神経 ------------ (12対)
         │             │               └─ 脊髄神経 ---------- (31対)
         │             │                  (頸神経8, 胸神経12, 腰神経5,
         └─ 末梢神経系 ┤                   仙骨神経5, 尾骨神経1)
                       │
                       └─ 自律神経 ─┬─ 交感神経
                                    └─ 副交感神経
```

シナプス種類	興奮性シナプス	抑制性シナプス
伝達物質	アセチルコリン （神経筋接合部では常に興奮性．最初に発見された伝達物質） アドレナリン ノルアドレナリン グルタミン酸 アスパラギン酸 ドーパミン （大脳基底核での不足→パーキンソン病，辺縁系で過剰→統合失調症） セロトニン （特に無脊椎動物から脊椎動物まで広く行動や学習に関係）	アセチルコリン （迷走神経など） GABA：ガンマ・アミノ酪酸（プルキンエ細胞の伝達物質） グリシン

1 神経の構造と発生

3 中枢神経の発生

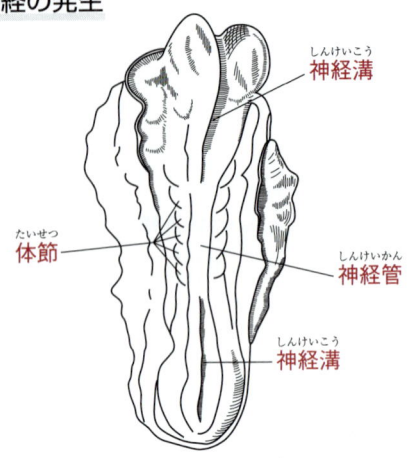

〈胎生22日目の胎児〉

　神経系の発生は，胎生16～17日頃に始まる．まず外胚葉の背側正中線上に縦に細胞増殖が起こり，神経板が形成される．この神経板が神経溝となり，22日目頃に神経溝から神経管が形成される．頭側の神経溝が閉鎖するのが26日目頃，尾側の神経溝が閉鎖するのが28日目頃である．胎生3カ月の終わり頃に原始脳が完成する．

SIDE MEMO 神経線維

髄鞘の有無によって，有髄線維と無髄線維に分けられる．

SIDE MEMO 中枢神経系と末梢神経系

中枢神経系
末梢からの刺激を受け，これに対して興奮を起こす中心部．

末梢神経系
中枢神経系から出る神経線維の束の総称であり，刺激や興奮を伝導する部分をいう．

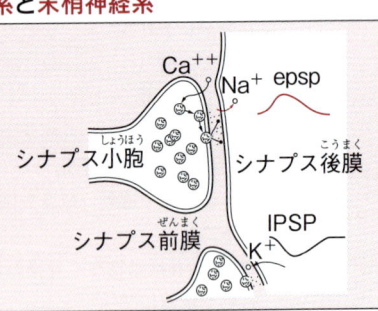

（京都工織大工芸科学研究科[1]）

2 大脳

1 大脳の区分

- ローランド(中心)溝
- 前頭葉
- 頭頂葉
- 頭頂後頭溝
- 後頭葉
- シルビウス溝
- 側頭葉
- 外側面

SIDE MEMO 脳の区分

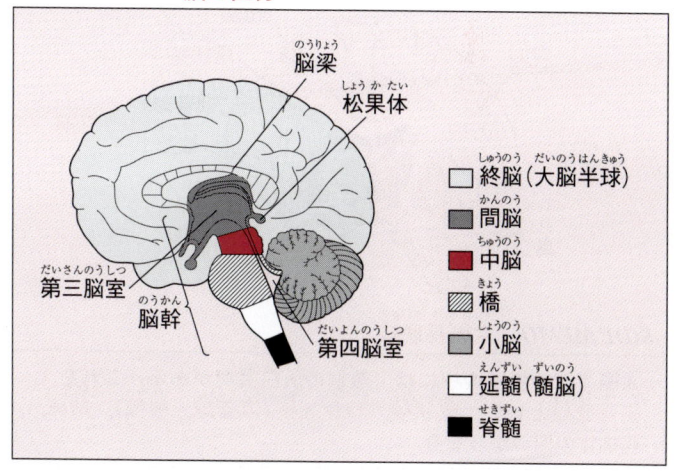

- 脳梁
- 松果体
- 第三脳室
- 脳幹
- 第四脳室

□ 終脳(大脳半球)
■ 間脳
■ 中脳
▨ 橋
■ 小脳
□ 延髄(髄脳)
■ 脊髄

2 大脳皮質の機能局在

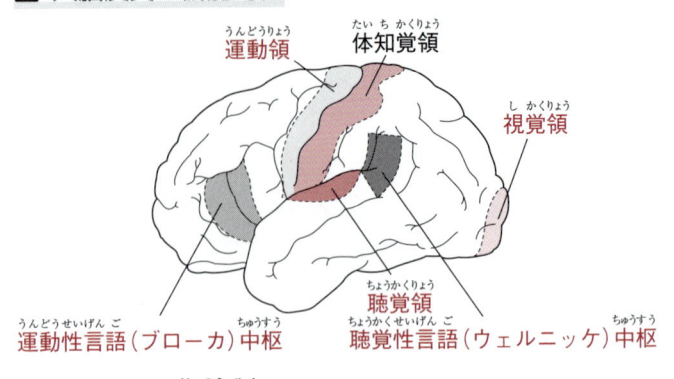

- 運動領
- 体知覚領
- 視覚領
- 運動性言語（ブローカ）中枢
- 聴覚領
- 聴覚性言語（ウェルニッケ）中枢

SIDE MEMO 大脳皮質の機能局在

ヒトの大脳皮質をつくる神経細胞の種類と構造の分類から，ブロードマンは52の領野を区別した．これらの領野の中には感覚や運動などに関係する機能の諸中枢が特定の部分に分布している．これを機能の局在という．また，ある機能の局在する場所を中枢または領という．

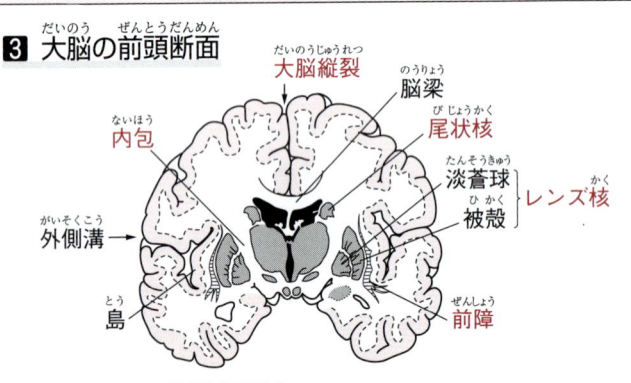

3 大脳の前頭断面

- 大脳縦裂
- 脳梁
- 内包
- 尾状核
- 淡蒼球
- 被殻
- レンズ核
- 外側溝
- 島
- 前障

SIDE MEMO 大脳基底核

大脳半球の髄質の中には，数個の灰白質塊がある．これを大脳基底核といい，尾状核，レンズ核（淡蒼球，被殻），前障，扁桃体の四つからなる．

第6章　中枢神経系

3 脳幹 (のうかん)

1 間脳（視床と視床下部）とその周辺

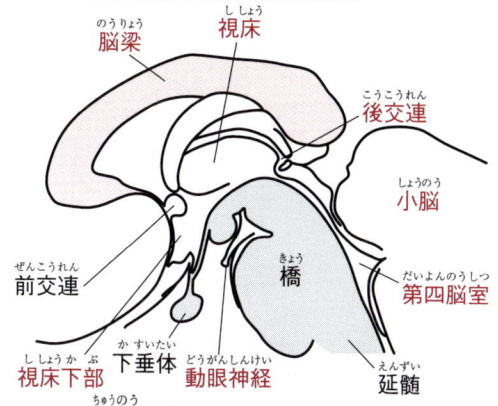

- 脳梁 (のうりょう)
- 視床 (ししょう)
- 後交連 (こうこうれん)
- 小脳 (しょうのう)
- 前交連 (ぜんこうれん)
- 橋 (きょう)
- 第四脳室 (だいよんのうしつ)
- 視床下部 (ししょうかぶ)
- 下垂体 (かすいたい)
- 動眼神経 (どうがんしんけい)
- 延髄 (えんずい)

SIDE MEMO 中脳 (ちゅうのう) の横断面

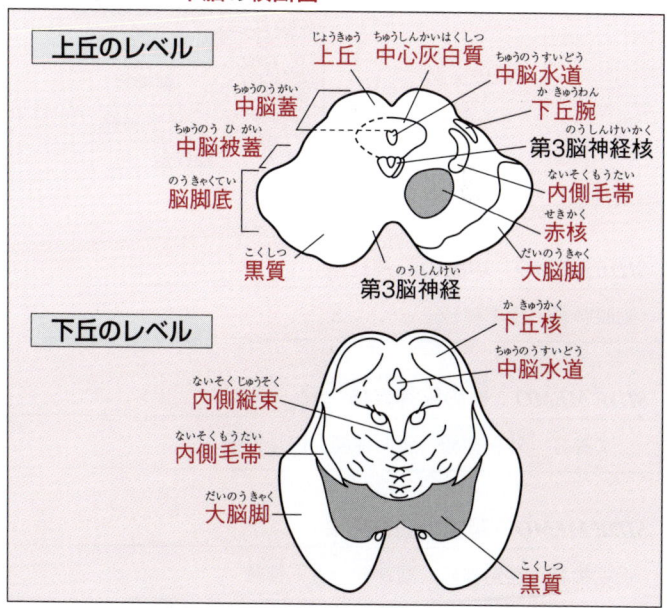

上丘のレベル

- 上丘 (じょうきゅう)
- 中心灰白質 (ちゅうしんかいはくしつ)
- 中脳水道 (ちゅうのうすいどう)
- 中脳蓋 (ちゅうのうがい)
- 下丘腕 (かきゅうわん)
- 中脳被蓋 (ちゅうのうひがい)
- 第3脳神経核 (のうしんけいかく)
- 脳脚底 (のうきゃくてい)
- 内側毛帯 (ないそくもうたい)
- 赤核 (せきかく)
- 黒質 (こくしつ)
- 第3脳神経 (のうしんけい)
- 大脳脚 (だいのうきゃく)

下丘のレベル

- 下丘核 (かきゅうかく)
- 内側縦束 (ないそくじゅうそく)
- 中脳水道 (ちゅうのうすいどう)
- 内側毛帯 (ないそくもうたい)
- 大脳脚 (だいのうきゃく)
- 黒質 (こくしつ)

2 中脳・橋・延髄の前面

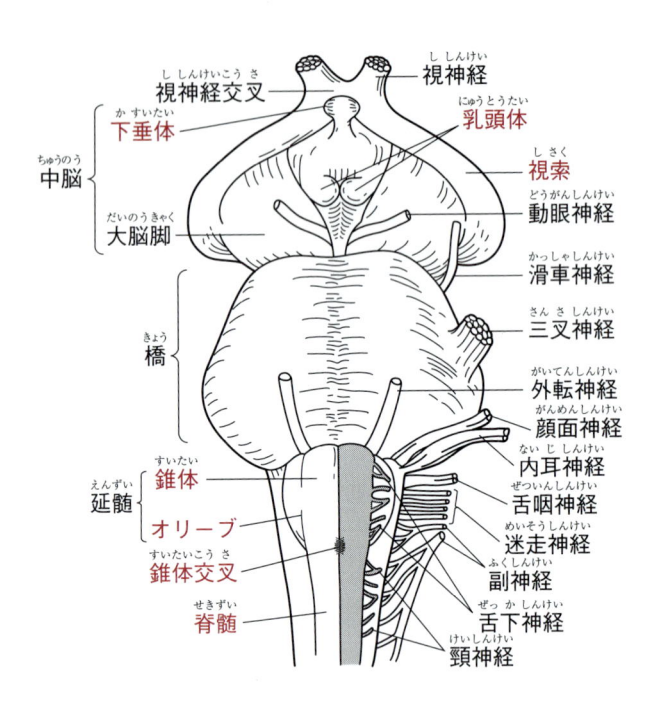

図中のラベル:
- 視神経交叉
- 視神経
- 下垂体
- 乳頭体
- 中脳
- 視索
- 動眼神経
- 大脳脚
- 滑車神経
- 三叉神経
- 橋
- 外転神経
- 顔面神経
- 内耳神経
- 錐体
- 舌咽神経
- 延髄
- オリーブ
- 迷走神経
- 錐体交叉
- 副神経
- 舌下神経
- 脊髄
- 頸神経

SIDE MEMO 中脳の脳神経核

動眼神経，滑車神経

SIDE MEMO 橋の脳神経核

三叉神経，外転神経，顔面神経，内耳神経

SIDE MEMO 延髄の脳神経核

舌咽神経，迷走神経，副神経，舌下神経

4 小脳

1 小脳の構造

背面からみたところ

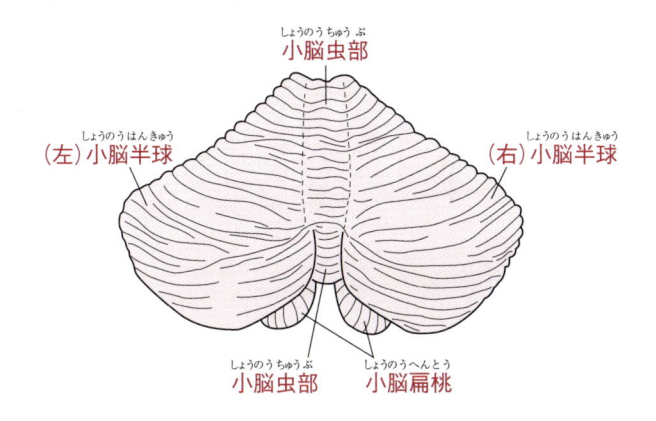

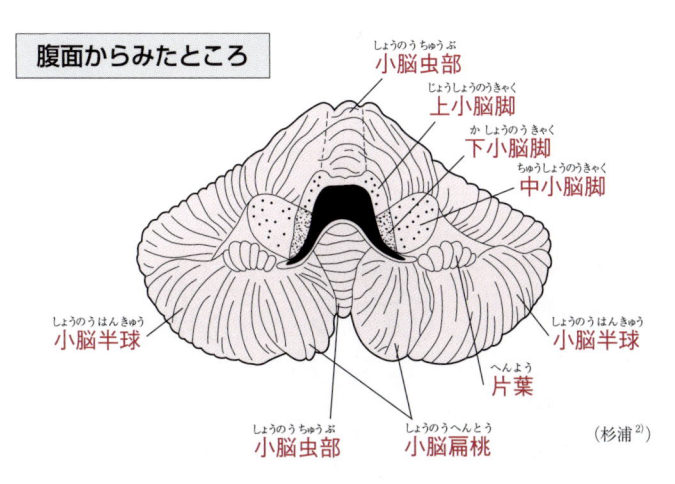

- 小脳虫部
- (左)小脳半球
- (右)小脳半球
- 小脳虫部
- 小脳扁桃

腹面からみたところ

- 小脳虫部
- 上小脳脚
- 下小脳脚
- 中小脳脚
- 小脳半球
- 小脳半球
- 片葉
- 小脳虫部
- 小脳扁桃

(杉浦[2])

前額断面

- 栓状核
- 小脳皮質
- 歯状核
- 小脳髄質
- 球状核
- 室頂核

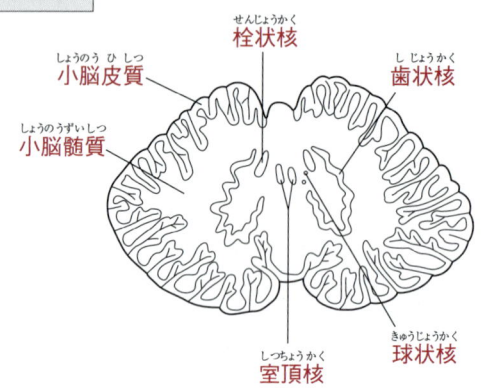

(細川・他³⁾)

小脳と脳幹との連絡路

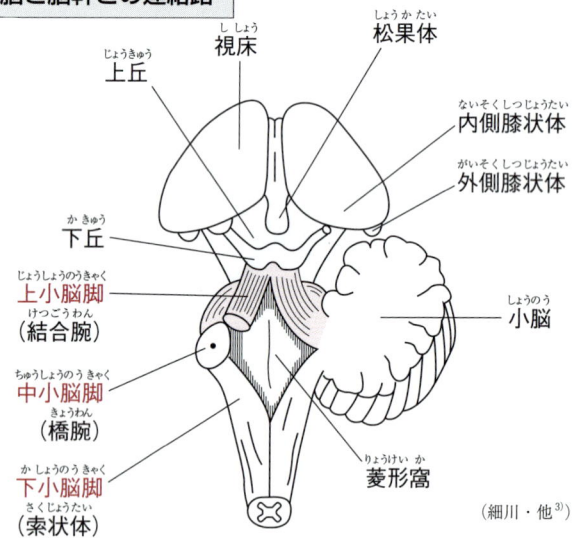

- 視床
- 松果体
- 上丘
- 内側膝状体
- 外側膝状体
- 下丘
- 上小脳脚（結合腕）
- 小脳
- 中小脳脚（橋腕）
- 下小脳脚（索状体）
- 菱形窩

(細川・他³⁾)

第6章 中枢神経系

5 脊髄

1 脊髄の各部の名称

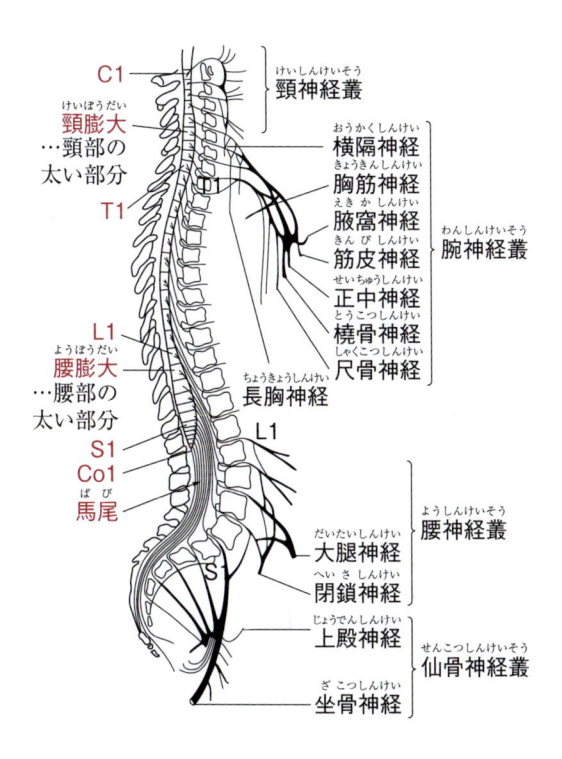

図中ラベル:
- C1
- 頸膨大…頸部の太い部分
- T1
- L1
- 腰膨大…腰部の太い部分
- S1
- Co1
- 馬尾
- 頸神経叢
- 横隔神経
- 胸筋神経
- 腋窩神経
- 筋皮神経
- 正中神経
- 橈骨神経
- 尺骨神経
- 腕神経叢
- 長胸神経
- 大腿神経
- 閉鎖神経
- 腰神経叢
- 上殿神経
- 坐骨神経
- 仙骨神経叢

①頸髄：8分節
②胸髄：12分節
③腰髄：5分節
④仙髄：5分節
⑤尾髄：1分節

6 中枢神経系

2 脊髄の断面図

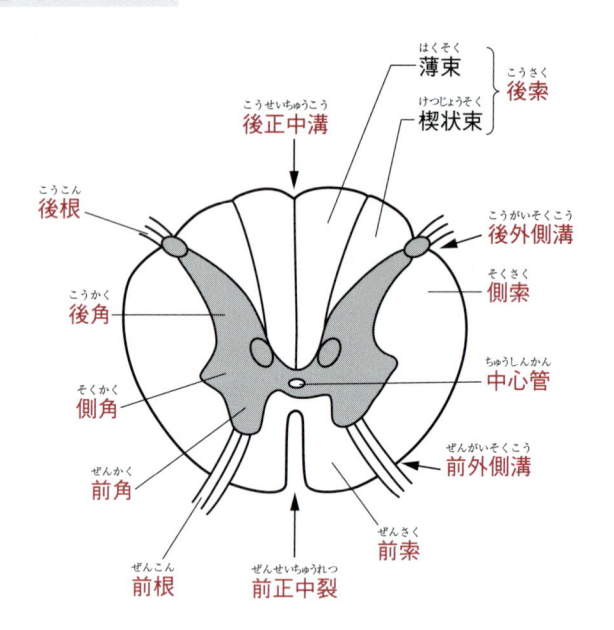

脊髄の断面図（ラベル）:
- 後正中溝
- 薄束
- 楔状束
- 後索
- 後根
- 後外側溝
- 後角
- 側索
- 側角
- 中心管
- 前角
- 前外側溝
- 前根
- 前索
- 前正中裂

SIDE MEMO　脊髄の髄膜

脊髄と脳は共通の被膜（髄膜）によっておおわれる．
髄膜は外側より硬膜，クモ膜，軟膜からなる．

6 脳室

1 脳室

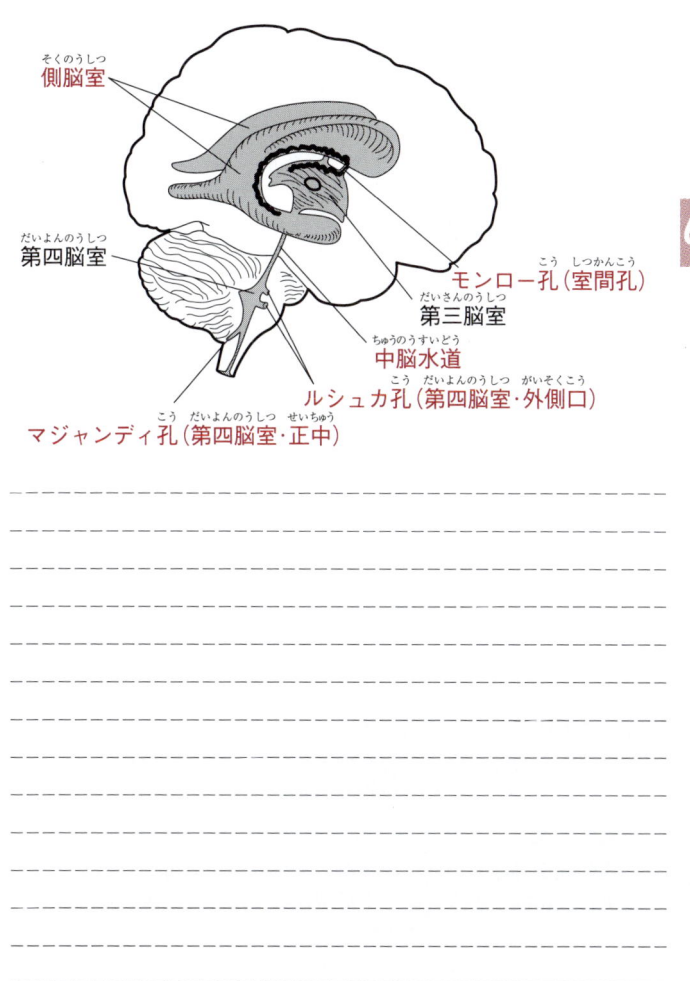

- 側脳室
- 第四脳室
- モンロー孔（室間孔）
- 第三脳室
- 中脳水道
- ルシュカ孔（第四脳室・外側口）
- マジャンディ孔（第四脳室・正中）

7 上行性伝導路

1 脊髄の伝導路（横断面）

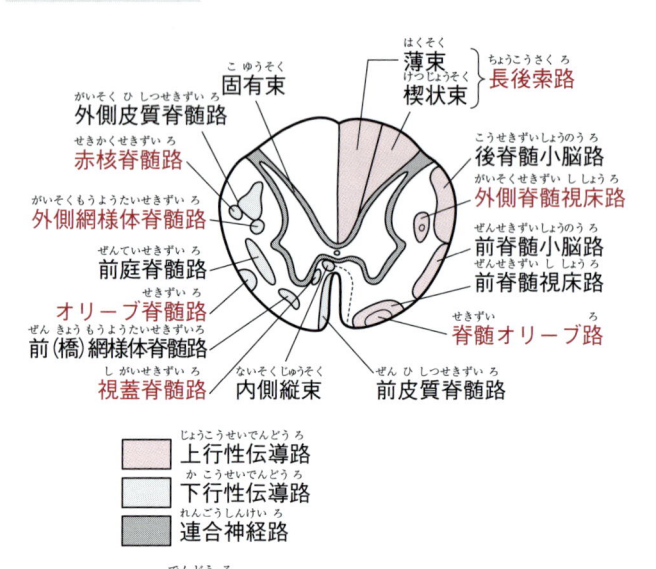

薄束
楔状束　　長後索路

固有束
外側皮質脊髄路
赤核脊髄路
外側網様体脊髄路
前庭脊髄路
オリーブ脊髄路
前(橋)網様体脊髄路
視蓋脊髄路
内側縦束
前皮質脊髄路

後脊髄小脳路
外側脊髄視床路
前脊髄小脳路
前脊髄視床路
脊髄オリーブ路

- 上行性伝導路
- 下行性伝導路
- 連合神経路

SIDE MEMO　伝導路

脳や脊髄の各部にあるニューロンがお互いに連絡しあうことにより個体の有機的な活動が可能となる．その有機的な結びつけを行う神経線維の束を伝導路という．

SIDE MEMO　下行性伝導路と上行性伝導路

①下行性伝導路　※中枢神経名＋脊髄＝前皮質脊髄路，前庭脊髄路など

　脳から起こり末梢の骨格筋へ運動司令を伝える経路．一般に運動性伝導路という．錐体路と錐体外路がある．

②上行性伝導路　※脊髄＋中枢神経名＋路＝脊髄視床路，脊髄小脳路など

　末梢の感覚器官で受けた刺激を中枢まで伝える経路．

第6章　中枢神経系

2 上行性伝導路

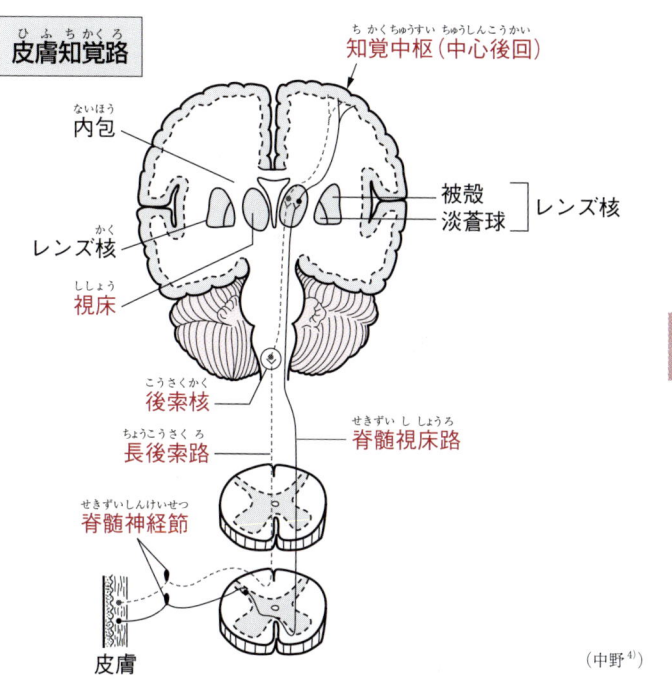

皮膚知覚路

図中ラベル:
- 知覚中枢(中心後回)
- 内包
- 被殻
- 淡蒼球
- レンズ核
- レンズ核
- 視床
- 後索核
- 長後索路
- 脊髄視床路
- 脊髄神経節
- 皮膚

(中野[4])

SIDE MEMO 上行性(感覚性)伝導路

1. 視覚伝導路:視細胞→視神経→外側膝状体→視覚中枢
2. 聴覚伝導路:ラセン神経節→蝸牛神経→内側膝状体→聴覚中枢
3. 味覚伝導路:顔面神経(舌の前2/3),舌咽神経(後ろ1/3)→孤束核→味覚中枢
4. 嗅覚伝導路:嗅細胞→嗅神経→嗅球・嗅索・嗅三角→嗅覚中枢
5. 深部感覚伝導路:小脳→大脳皮質・間脳
6. 体性感覚(皮膚知覚)伝導路
   :脊髄神経節細胞→後柱→白(前)交連→前側索(対側脊髄)→被蓋→視床→内包→大脳皮質知覚中枢

6 中枢神経系

7 上行性伝導路

8 下行性伝導路

1 下行性伝導路

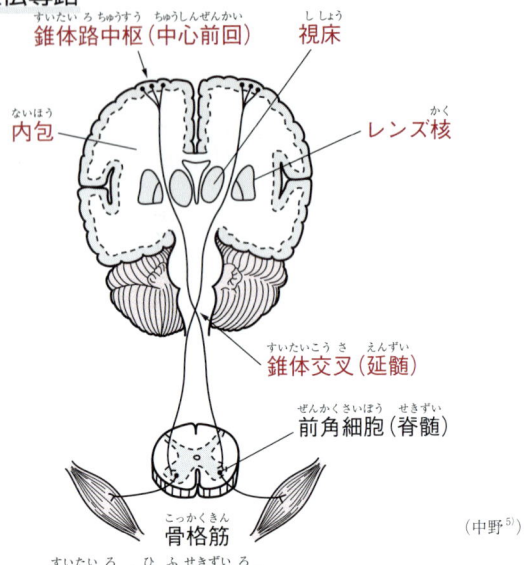

錐体路

図中ラベル：
- 錐体路中枢（中心前回）
- 視床
- 内包
- レンズ核
- 錐体交叉（延髄）
- 前角細胞（脊髄）
- 骨格筋

(中野5))

SIDE MEMO　錐体路（皮膚脊髄路）

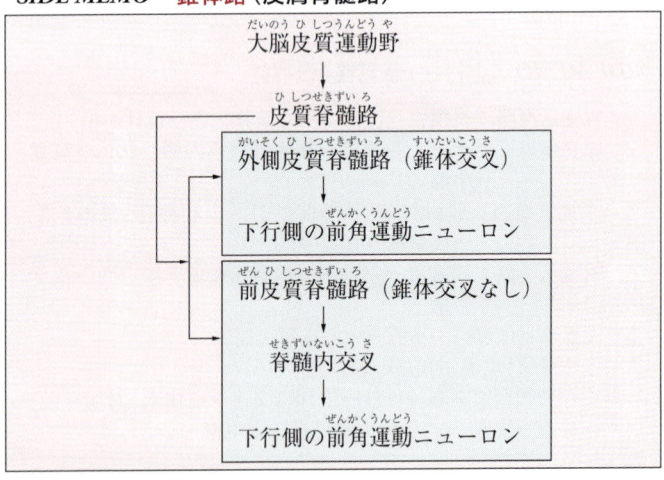

```
          大脳皮質運動野
              ↓
           皮質脊髄路
    ┌─────────────┴─────────────┐
    │  外側皮質脊髄路（錐体交叉）  │
    │            ↓              │
    │  下行側の前角運動ニューロン  │
    └───────────────────────────┘
    ┌───────────────────────────┐
    │ 前皮質脊髄路（錐体交叉なし） │
    │            ↓              │
    │        脊髄内交叉          │
    │            ↓              │
    │  下行側の前角運動ニューロン  │
    └───────────────────────────┘
```

第6章　中枢神経系

錐体外路

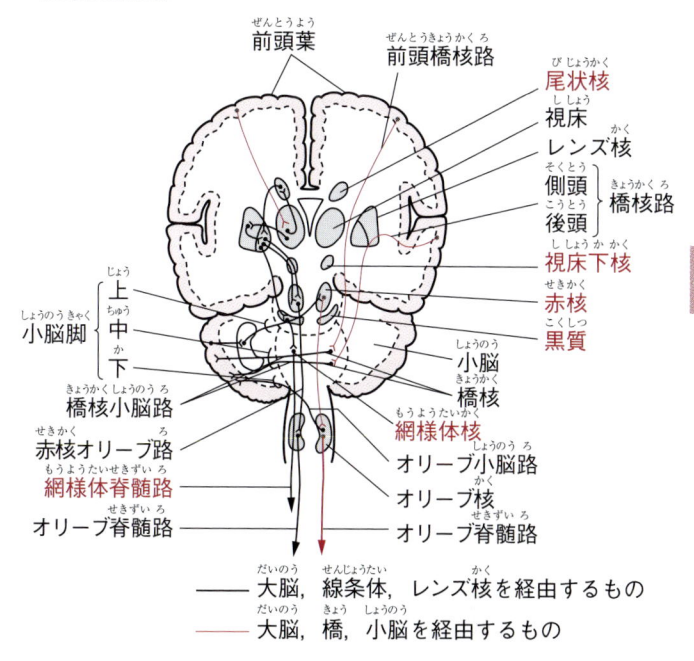

図中ラベル:
- 前頭葉
- 前頭橋核路
- 尾状核
- 視床
- レンズ核
- 側頭・後頭 橋核路
- 視床下核
- 赤核
- 黒質
- 小脳脚（上・中・下）
- 小脳
- 橋核
- 橋核小脳路
- 赤核オリーブ路
- 網様体核
- 網様体脊髄路
- オリーブ小脳路
- オリーブ脊髄路
- オリーブ核
- オリーブ脊髄路

—— 大脳，線条体，レンズ核を経由するもの
—— 大脳，橋，小脳を経由するもの

(中野[6])

SIDE MEMO　錐体外路

錐体路以外の下行伝導路
 ①皮質錐体外路系
 ②線条体淡蒼球錐体外路系
 ③小脳錐体外路系
 ④中脳脊髄錐体外路系
 ⑤末梢（錐体外路）系

8　下行性伝導路

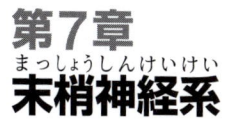

第7章
末梢神経系
まっしょうしんけいけい

1. 頸神経叢と腕神経叢……… 92
2. 上肢の神経と筋支配……… 94
3. 腰神経叢と仙骨神経叢…… 97
4. 下肢の神経と筋支配……… 99
5. 脳神経……………………101
6. 自律神経系………………103

1 頸神経叢と腕神経叢

1 頸神経叢（第1〜第4頸神経）

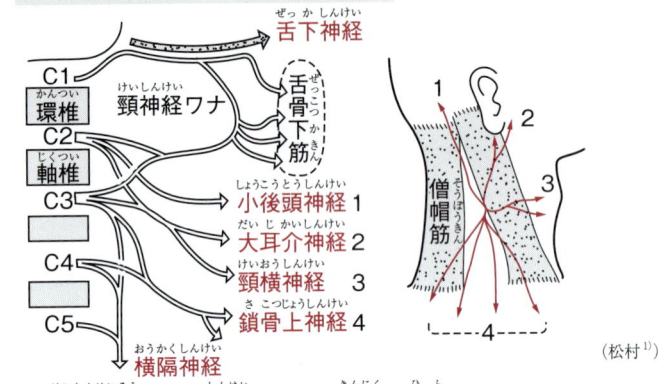

```
C1 ─────────────────→ 舌下神経
環椎     頸神経ワナ     舌骨下筋
C2
軸椎
         小後頭神経 1
C3       大耳介神経 2
         頸横神経 3
C4       鎖骨上神経 4
C5
  ↓
横隔神経
```
（図中：僧帽筋）

（松村[1]）

- 頸神経叢からの神経は頸部の筋肉や皮膚に分布する枝を出すほか，横隔神経を出して，横隔膜の運動を司る．

SIDE MEMO　脊髄の区分と脊髄神経の配置

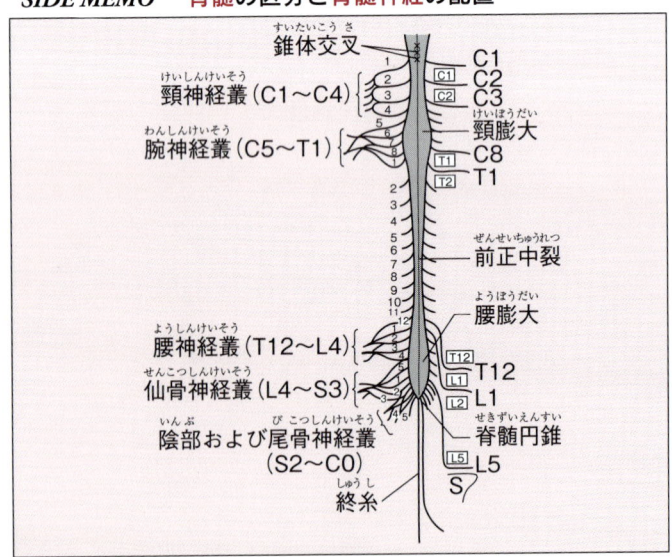

- 錐体交叉
- 頸神経叢（C1〜C4）：C1, C2, C3
- 頸膨大
- 腕神経叢（C5〜T1）：C8, T1
- 前正中裂
- 腰膨大
- 腰神経叢（T12〜L4）：T12, L1
- 仙骨神経叢（L4〜S3）
- 脊髄円錐
- 陰部および尾骨神経叢（S2〜C0）：L5, S
- 終糸

第7章　末梢神経系

2 腕神経叢（第5頸神経～第1胸神経）

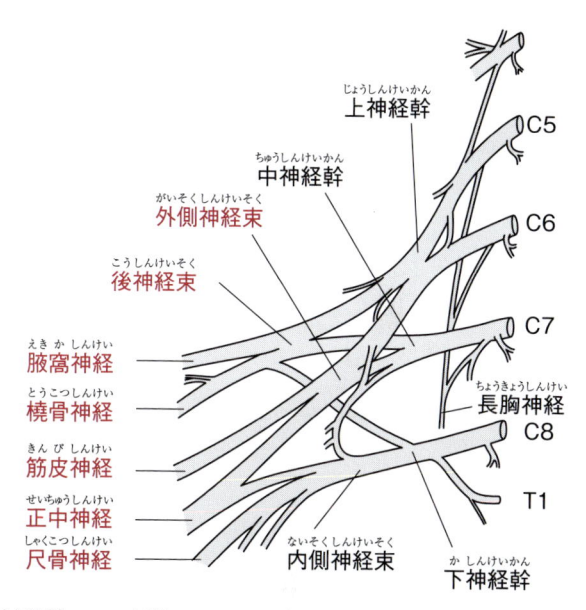

上神経幹 — C5
中神経幹
外側神経束 — C6
後神経束
腋窩神経
橈骨神経 — C7
長胸神経
筋皮神経 — C8
正中神経 — T1
尺骨神経 — 内側神経束 — 下神経幹

・腕神経叢からの神経は，上肢の筋肉や皮膚のすべてに分布する．

SIDE MEMO　末梢神経系の分類

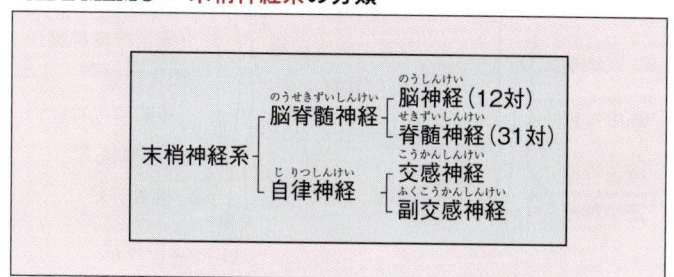

```
             ┌─ 脳脊髄神経 ┬─ 脳神経（12対）
末梢神経系 ─┤            └─ 脊髄神経（31対）
             └─ 自律神経 ┬─ 交感神経
                         └─ 副交感神経
```

1　頸神経叢と腕神経叢

2 上肢の神経と筋支配

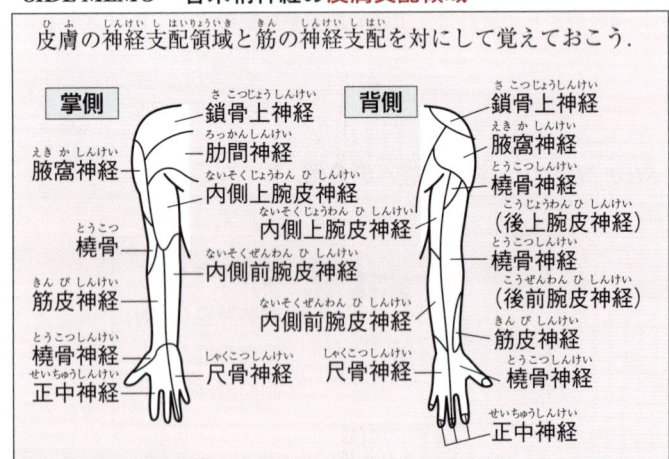

1 腋窩神経（第5～第6頸神経）と筋支配

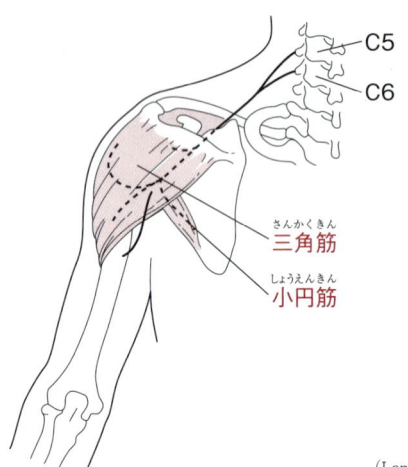

- 三角筋
- 小円筋

（Lanz-Wachsmuth[2]）

SIDE MEMO　各末梢神経の皮膚支配領域

皮膚の神経支配領域と筋の神経支配を対にして覚えておこう．

掌側
- 鎖骨上神経
- 肋間神経
- 腋窩神経
- 内側上腕皮神経
- 内側上腕皮神経
- 橈骨
- 内側前腕皮神経
- 筋皮神経
- 内側前腕皮神経
- 橈骨神経
- 尺骨神経
- 正中神経

背側
- 鎖骨上神経
- 腋窩神経
- 橈骨神経
- （後上腕皮神経）
- 橈骨神経
- （後前腕皮神経）
- 筋皮神経
- 尺骨神経
- 橈骨神経
- 正中神経

第7章　末梢神経系

2 筋皮神経（第5～第7頚神経）と筋支配

C5
C6
C7

烏口腕筋
上腕二頭筋長頭
上腕二頭筋短頭
上腕筋

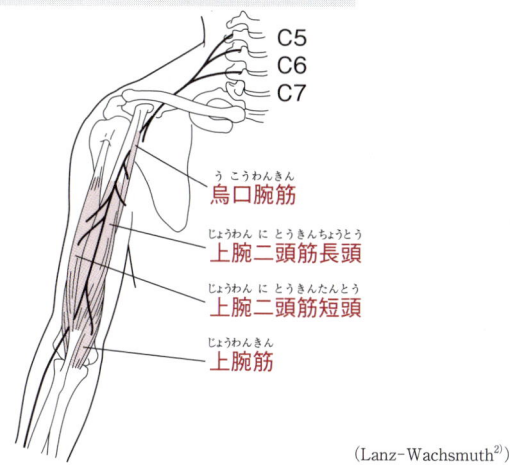

(Lanz-Wachsmuth[2])

3 橈骨神経（第5頚神経～第1胸神経）と筋支配

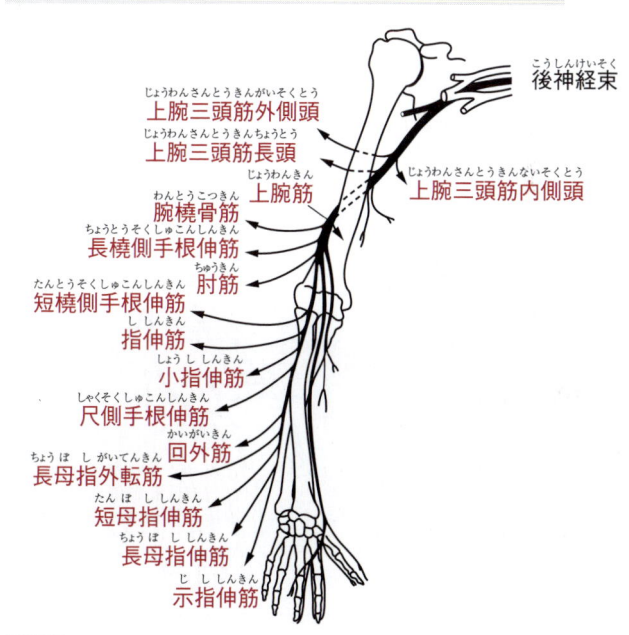

後神経束

上腕三頭筋外側頭
上腕三頭筋長頭
上腕三頭筋内側頭
腕橈骨筋
上腕筋
長橈側手根伸筋
肘筋
短橈側手根伸筋
指伸筋
小指伸筋
尺側手根伸筋
回外筋
長母指外転筋
短母指伸筋
長母指伸筋
示指伸筋

2 上肢の神経と筋支配

4 正中神経（第5頸神経～第1胸神経）と筋支配

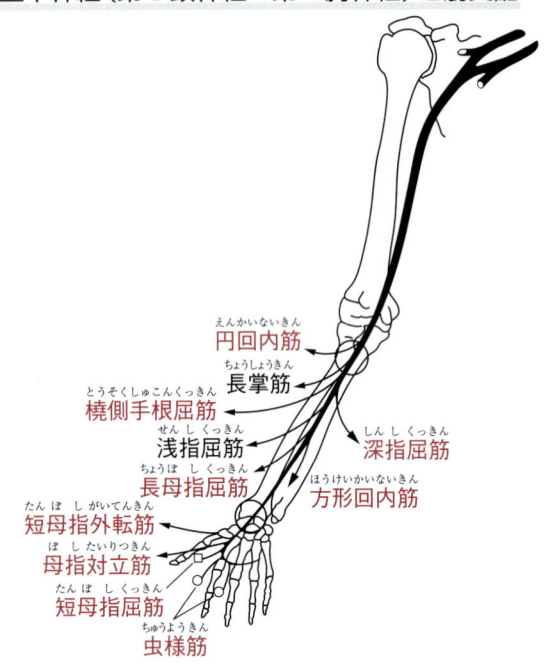

- 円回内筋
- 長掌筋
- 橈側手根屈筋
- 浅指屈筋
- 深指屈筋
- 長母指屈筋
- 方形回内筋
- 短母指外転筋
- 母指対立筋
- 短母指屈筋
- 虫様筋

5 尺骨神経（第8頸神経～第1胸神経）と筋支配

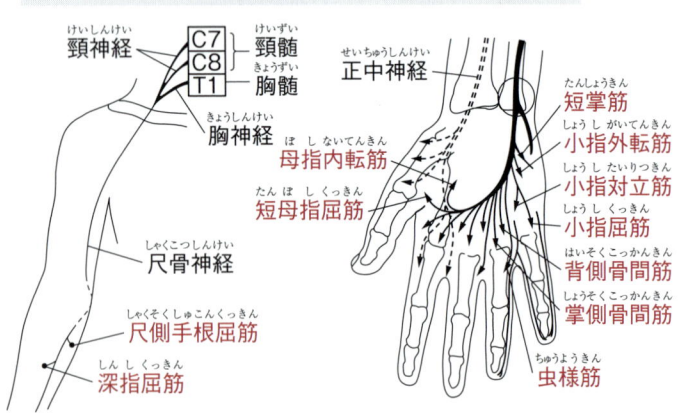

頸神経　C7／C8／T1　頸髄／胸髄
胸神経
尺骨神経
尺側手根屈筋
深指屈筋

正中神経
短掌筋
小指外転筋
小指対立筋
小指屈筋
母指内転筋
短母指屈筋
背側骨間筋
掌側骨間筋
虫様筋

第7章　末梢神経系

3 腰神経叢と仙骨神経叢

1 腰神経叢（第12胸神経〜第4腰神経）

- 第12胸神経から腰神経および仙骨神経の前枝は，強大な腰仙骨神経叢を形成し，下腹部から下肢の筋および皮膚感覚を支配する．腰仙骨神経叢の分岐である腰神経叢は，腸骨下腹神経，腸骨鼠径神経，陰部大腿神経，外側大腿皮神経，大腿神経，閉鎖神経に分枝する．腰神経叢は鼠径部や大腿前面の皮膚感覚，また大腿の伸筋群や内転筋群を支配する．

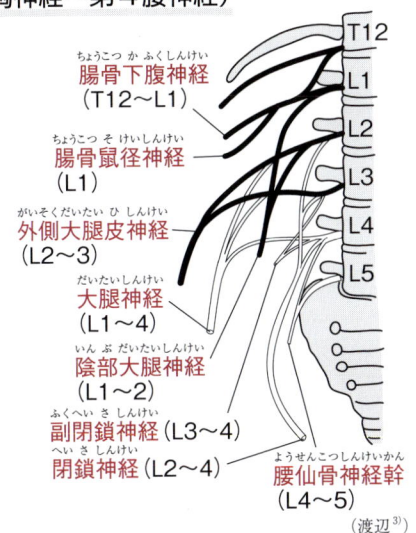

腸骨下腹神経（T12〜L1）
腸骨鼠径神経（L1）
外側大腿皮神経（L2〜3）
大腿神経（L1〜4）
陰部大腿神経（L1〜2）
副閉鎖神経（L3〜4）
閉鎖神経（L2〜4）
腰仙骨神経幹（L4〜5）

(渡辺[3])

SIDE MEMO 腰・仙骨神経叢支配領域

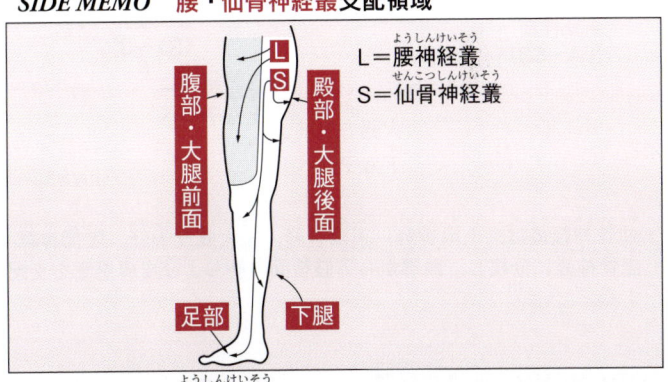

腹部・大腿前面
殿部・大腿後面
足部
下腿

L＝腰神経叢
S＝仙骨神経叢

SIDE MEMO 腰神経叢

第12胸神経〜第4腰神経（T12〜L4）の前枝からなり，腹部〜大腿前面に分布し，筋支配や皮膚感覚を司る．

❷ 仙骨神経叢（第4腰神経〜第4仙骨神経）

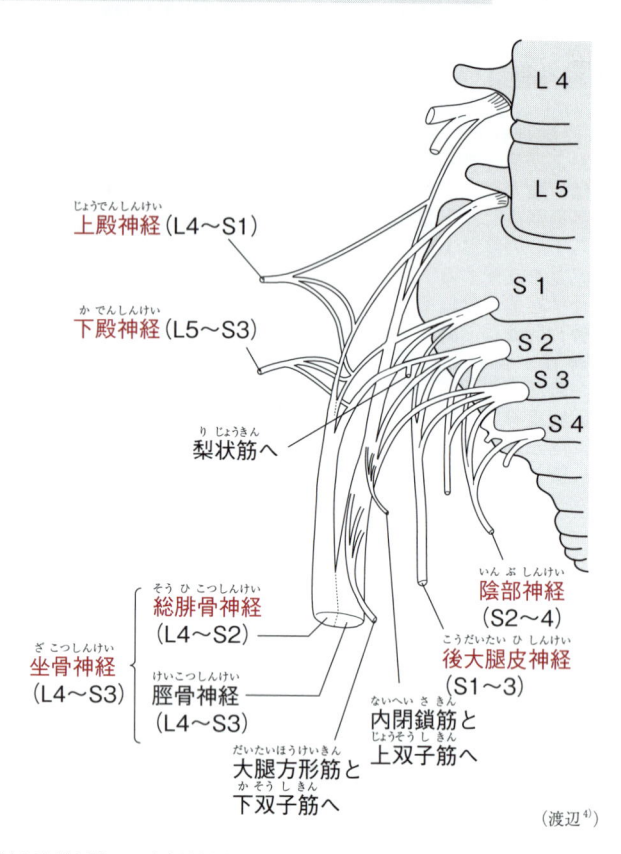

図中ラベル：
- L4, L5, S1, S2, S3, S4
- 上殿神経（L4〜S1）
- 下殿神経（L5〜S3）
- 梨状筋へ
- 総腓骨神経（L4〜S2）
- 坐骨神経（L4〜S3）
- 脛骨神経（L4〜S3）
- 陰部神経（S2〜4）
- 後大腿皮神経（S1〜3）
- 内閉鎖筋と上双子筋へ
- 大腿方形筋と下双子筋へ

(渡辺[4])

- 仙骨神経叢は，上殿神経，下殿神経，後大腿皮神経，陰部神経，坐骨神経に分枝し，殿部から下肢後面の筋および皮膚感覚を支配する．

SIDE MEMO　仙骨神経叢

第4神経〜第4仙骨神経（L4〜S4）前枝からなり，殿部〜大腿後面〜下腿足部に分布する．

第7章 末梢神経系

4 下肢の神経と筋支配

1 閉鎖神経（第2〜第4腰神経）と大腿神経（第1〜第4腰神経）

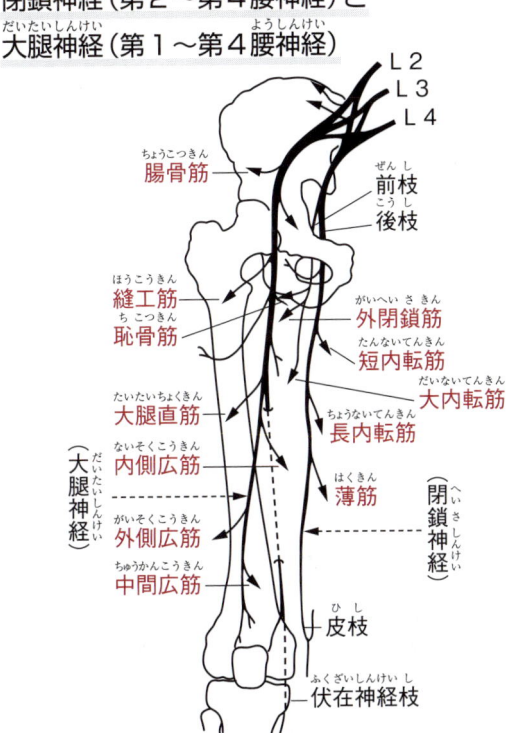

- L2
- L3
- L4
- 腸骨筋
- 前枝
- 後枝
- 縫工筋
- 恥骨筋
- 外閉鎖筋
- 短内転筋
- 大内転筋
- 大腿直筋
- 長内転筋
- 内側広筋
- 薄筋
- （大腿神経）
- 外側広筋
- （閉鎖神経）
- 中間広筋
- 皮枝
- 伏在神経枝

SIDE MEMO　閉鎖神経（L2〜L4）

骨盤内の外側壁を下行し，閉鎖孔から閉鎖管を通って大腿に出る．その後，前枝と後枝に分枝し，外閉鎖筋と大腿の内転筋群を支配し，大腿内側面の皮膚に分布する．

SIDE MEMO　大腿神経（L1〜L4）

腰神経叢の最大枝．大腰筋と腸骨筋間溝を下行し，鼠径靱帯の下を通り，大腿前面に出る．大腿三角で枝分かれし，大腿前面の筋および大腿前面と下腿足部内側半分の皮膚に分布する．

❷ 坐骨神経(腓骨神経)(第4腰神経～第3仙骨神経)

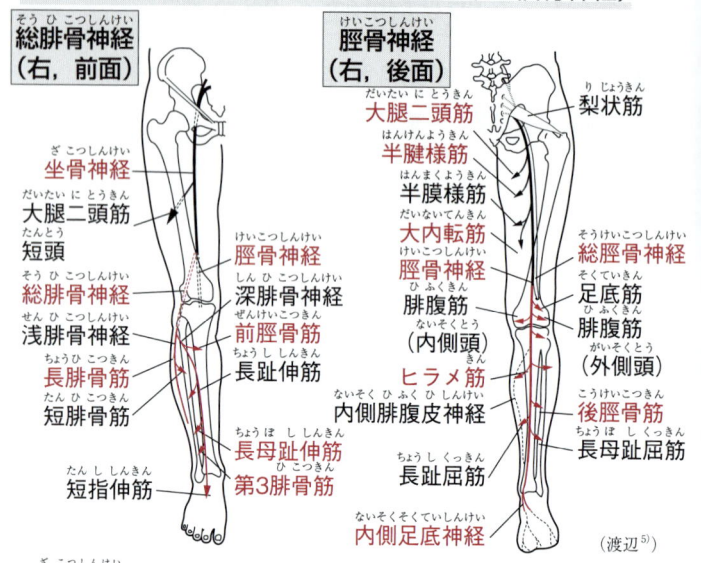

総腓骨神経(右,前面)

- 坐骨神経
- 大腿二頭筋 短頭
- 総腓骨神経
- 浅腓骨神経
- 長腓骨神経
- 短腓骨神経
- 長母趾伸筋
- 第3腓骨筋
- 短指伸筋
- 脛骨神経
- 深腓骨神経
- 前脛骨筋
- 長趾伸筋

脛骨神経(右,後面)

- 梨状筋
- 大腿二頭筋
- 半腱様筋
- 半膜様筋
- 大内転筋
- 脛骨神経
- 腓腹筋(内側頭)
- ヒラメ筋
- 内側腓腹皮神経
- 長趾屈筋
- 内側足底神経
- 総腓骨神経
- 足底筋
- 腓腹筋(外側頭)
- 後脛骨筋
- 長母趾屈筋

(渡辺5))

- 坐骨神経は直径約2cmもある,人体で**最大**かつ**最長**の神経で,大腿後面を垂直に下行する.

SIDE MEMO　坐骨神経(L4～S3)

人体中の最大の末梢神経.大坐骨孔で梨状筋下孔を通って大腿後面へ出たあと,膝窩上部で総腓骨神経と脛骨神経に分枝する.大腿後面の筋と下肢足部のすべての筋に分布する.

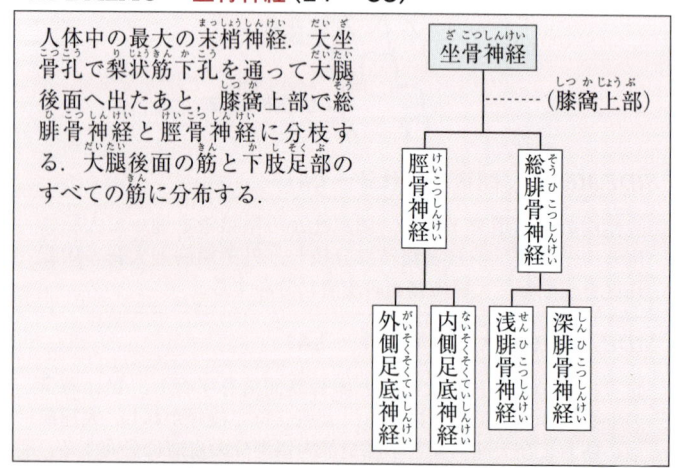

```
坐骨神経
  ├──────(膝窩上部)
  ├─ 脛骨神経
  │    ├─ 外側足底神経
  │    └─ 内側足底神経
  └─ 総腓骨神経
       ├─ 浅腓骨神経
       └─ 深腓骨神経
```

5 脳神経

1 脳神経12対の部位

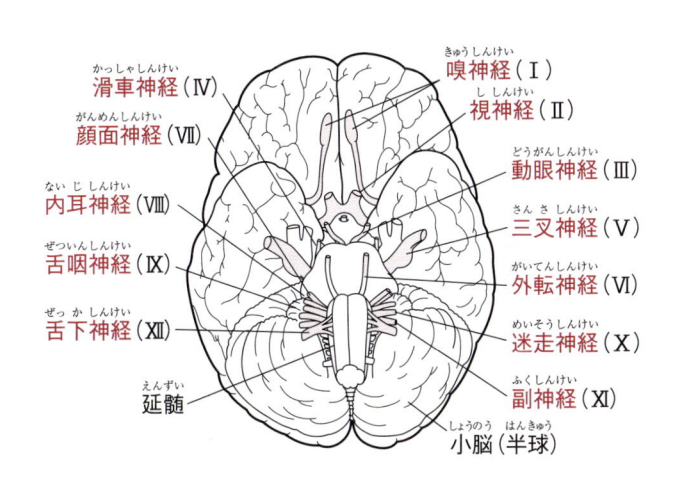

- 滑車神経（Ⅳ）
- 顔面神経（Ⅶ）
- 内耳神経（Ⅷ）
- 舌咽神経（Ⅸ）
- 舌下神経（Ⅻ）
- 延髄
- 嗅神経（Ⅰ）
- 視神経（Ⅱ）
- 動眼神経（Ⅲ）
- 三叉神経（Ⅴ）
- 外転神経（Ⅵ）
- 迷走神経（Ⅹ）
- 副神経（Ⅺ）
- 小脳（半球）

SIDE MEMO 脳神経

延髄より上位の脳から出る12対の末梢神経.

2 脳神経のまとめ

脳神経	分類	効果器	脳の出入部	作用
I. 嗅神経	知	嗅上皮	嗅三角	嗅覚
II. 視神経	知	網膜	間脳	対光反射 視覚
III. 動眼神経	運	眼瞼挙筋 上直, 下直, 内側直, 下斜筋	中脳腹側	眼球運動
	自	瞳孔括約筋 毛様体筋		瞳孔縮小
IV. 滑車神経	運	上斜筋	中脳背側	眼球運動
V. 三叉神経	知	顔面, 角膜 鼻口腔粘膜	橋	顔面の触覚 顔面の温痛覚 顔面の深部感覚
	運	咀嚼筋		咀嚼
VI. 外転神経	運	外側直筋	橋・ 延髄間	眼球運動
VII. 顔面神経	運	顔面の表情筋	橋・ 延髄間	顔面の運動
	知	舌前方2/3味蕾		舌前方2/3の味覚
	自	顎下, 舌下, 涙腺		唾液, 涙の分泌
VIII. 内耳神経	知	三半器管 蝸牛内コルチ氏器官 卵形, 球形嚢	橋・ 延髄間	平衡・加速度感覚 聴覚
IX. 舌咽神経	知	咽頭, 喉粘膜 中耳, 頸動脈洞 舌後1/3味蕾	延髄	咽喉頭知覚
	運	咽喉頭筋群		咽喉頭の運動
	自	耳下腺		唾液腺の分泌
X. 迷走神経	自	胸腹部臓器	延髄	内臓支配
	運	咽喉頭筋群		咽喉頭の運動
	知	耳介, 外耳道 内臓からの知覚		耳の温痛覚
XI. 副神経	運	胸鎖乳突筋 僧帽筋	延髄 脊髄	首の運動
XII. 舌下神経	運	舌の筋群	延髄	舌の運動

6 自律神経系

1 自律神経とは

自律神経系

・自律神経系は自分の意志とは関係なく，内臓の運動や腺の分泌を自動的に調節する神経をいう．自律神経系には交感神経と副交感神経の2種類ある．

交感神経

・交感神経はT1〜L3の側角細胞に始まり，前根を出たあと交感神経幹内の交感神経節に向かう．交感神経節でニューロンをかえるため節前線維と節後線維に分かれる．
節前線維は有髄線維，節後線維は無髄線維である．

副交感神経

・副交感神経は脳幹と仙髄(S2〜S4)に神経核があり，脳幹からは第Ⅲ，Ⅶ，Ⅸ，Ⅹ脳神経に，仙髄からは骨盤内臓神経となる．

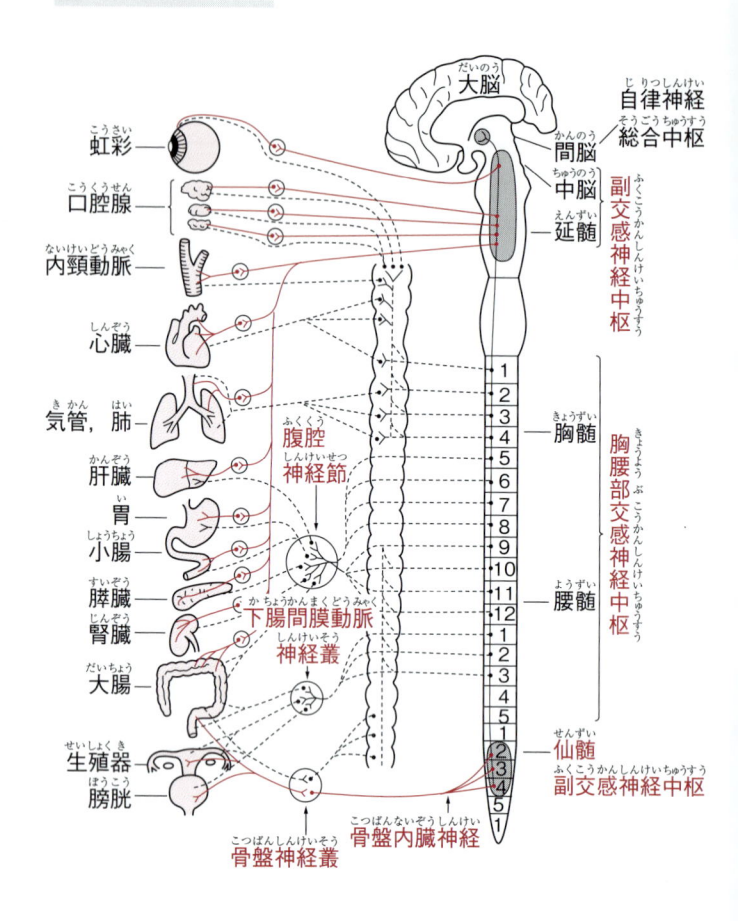

❷ 自律神経（じりつしんけい）の分布

- 虹彩（こうさい）
- 口腔腺（こうくうせん）
- 内頸動脈（ないけいどうみゃく）
- 心臓（しんぞう）
- 気管，肺（きかん，はい）
- 肝臓（かんぞう）
- 胃（い）
- 小腸（しょうちょう）
- 膵臓（すいぞう）
- 腎臓（じんぞう）
- 大腸（だいちょう）
- 生殖器（せいしょくき）
- 膀胱（ぼうこう）

- 大脳（だいのう）
- 間脳（かんのう）
- 中脳（ちゅうのう）
- 延髄（えんずい）
- 胸髄（きょうずい）
- 腰髄（ようずい）
- 仙髄（せんずい）

自律神経（じりつしんけい）総合中枢（そうごうちゅうすう）

副交感神経中枢（ふくこうかんしんけいちゅうすう）

胸腰部交感神経中枢（きょうようぶこうかんしんけいちゅうすう）

副交感神経中枢（ふくこうかんしんけいちゅうすう）

腹腔神経節（ふくくうしんけいせつ）
下腸間膜動脈神経叢（かちょうかんまくどうみゃくしんけいそう）
骨盤神経叢（こつばんしんけいそう）
骨盤内臓神経（こつばんないぞうしんけい）

〰〰〰 交感神経幹（こうかんしんけいかん）
----- 交感神経（こうかんしんけい）
● 副交感神経中枢（ふくこうかんしんけいちゅうすう）
── 副交感神経（ふくこうかんしんけい）

104　第7章　末梢神経系

263-01479

第8章
循環器系
じゅんかん き けい

1. 脈管系の構造……106
2. 心臓……………108
3. 動脈①…………110
4. 動脈②…………114
5. 静脈①…………116
6. 静脈②…………118
7. リンパ循環………120

1 脈管系の構造

1 全身の血液循環

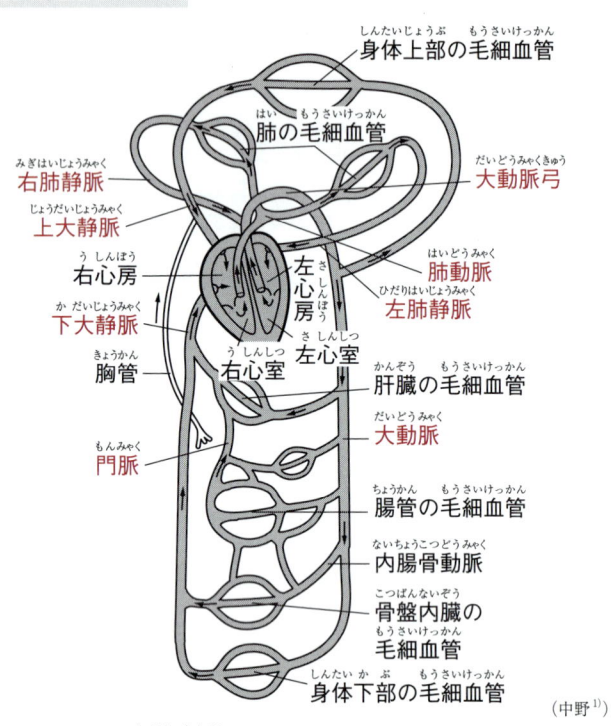

身体上部の毛細血管
肺の毛細血管
右肺静脈
大動脈弓
上大静脈
右心房
肺動脈
左心房
下大静脈
左肺静脈
胸管
右心室
左心室
肝臓の毛細血管
門脈
大動脈
腸管の毛細血管
内腸骨動脈
骨盤内臓の毛細血管
身体下部の毛細血管

(中野[1])

SIDE MEMO 心血管系

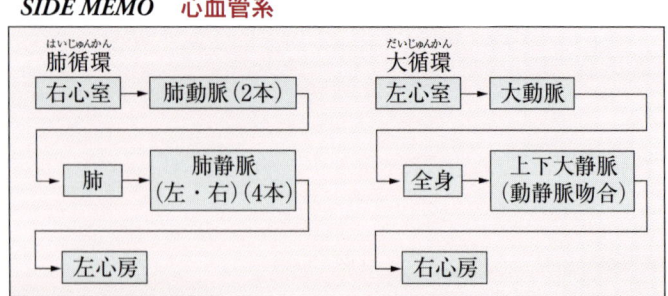

肺循環
右心室 → 肺動脈(2本) → 肺 → 肺静脈(左・右)(4本) → 左心房

大循環
左心室 → 大動脈 → 全身 → 上下大静脈(動静脈吻合) → 右心房

第8章 循環器系

2 胎児の血液循環

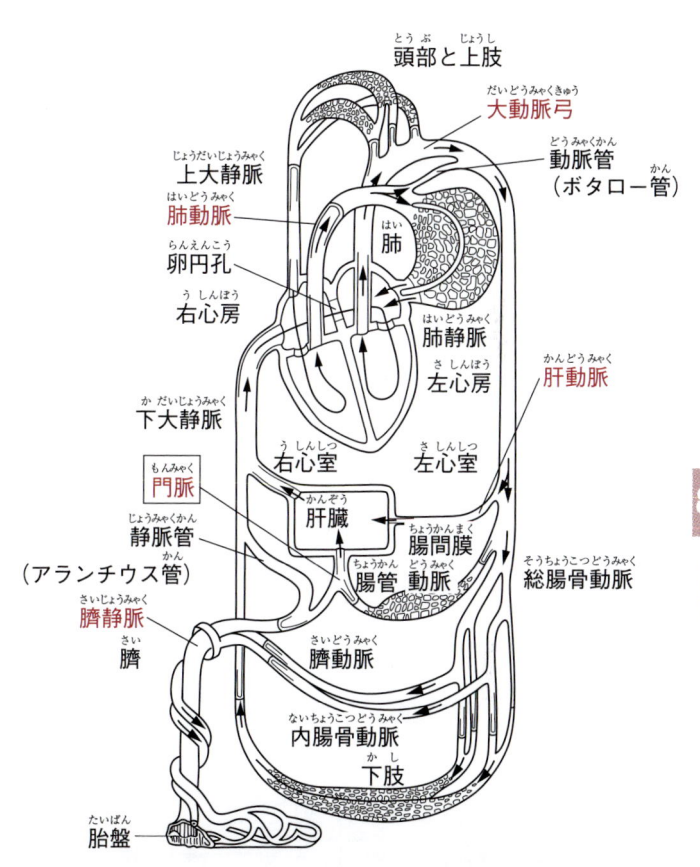

頭部と上肢
大動脈弓
上大静脈
動脈管（ボタロー管）
肺動脈
肺
卵円孔
右心房
肺静脈
左心房
下大静脈
肝動脈
門脈
右心室
左心室
静脈管（アランチウス管）
肝臓
腸間膜動脈
腸管
総腸骨動脈
臍静脈
臍
臍動脈
内腸骨動脈
下肢
胎盤

SIDE MEMO 胎児の血液循環

胎児は肺で呼吸しないので、肺循環を省略する．胎児の循環血液は動脈血と静脈血の混合血である．

1 脈管系の構造

2 心臓

1 心臓と弁

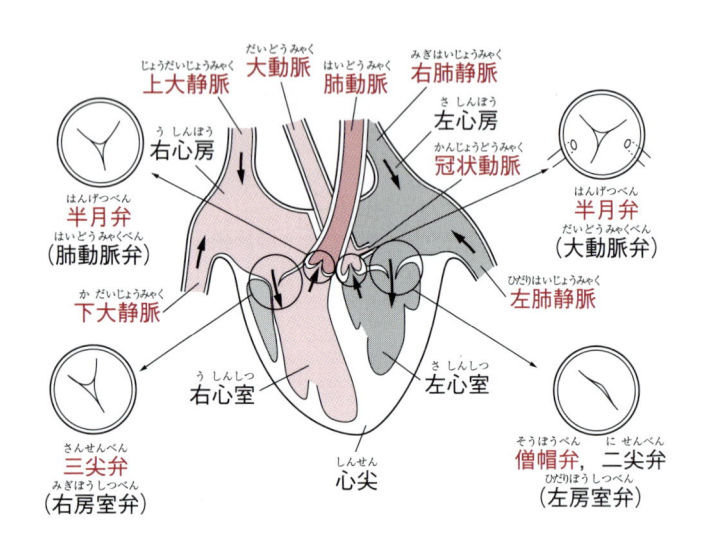

図中ラベル:
- 上大静脈
- 大動脈
- 肺動脈
- 右肺静脈
- 左心房
- 右心房
- 冠状動脈
- 半月弁（肺動脈弁）
- 半月弁（大動脈弁）
- 下大静脈
- 左肺静脈
- 右心室
- 左心室
- 心尖
- 三尖弁（右房室弁）
- 僧帽弁，二尖弁（左房室弁）

SIDE MEMO　心臓の位置

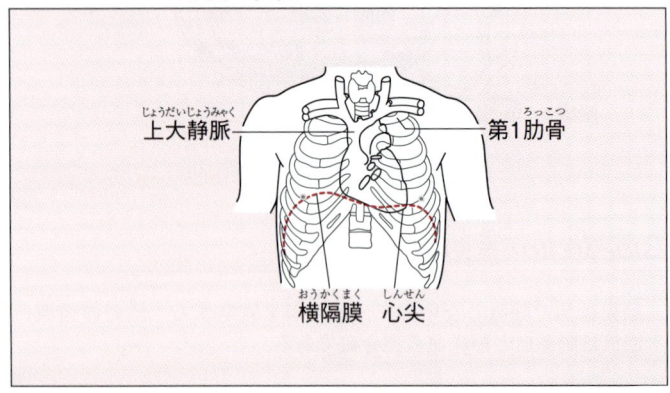

- 上大静脈
- 第1肋骨
- 横隔膜
- 心尖

第8章　循環器系

2 刺激伝導系

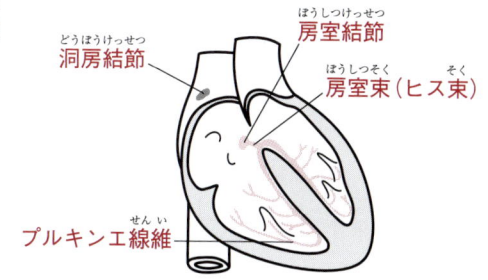

- 洞房結節
- 房室結節
- 房室束(ヒス束)
- プルキンエ線維

SIDE MEMO　刺激伝導系

洞房系と房室系があり心筋線維より太く，心表面の漿膜下を走る．心収縮，拡張のための興奮を心筋全体に伝える．

3 冠状動脈

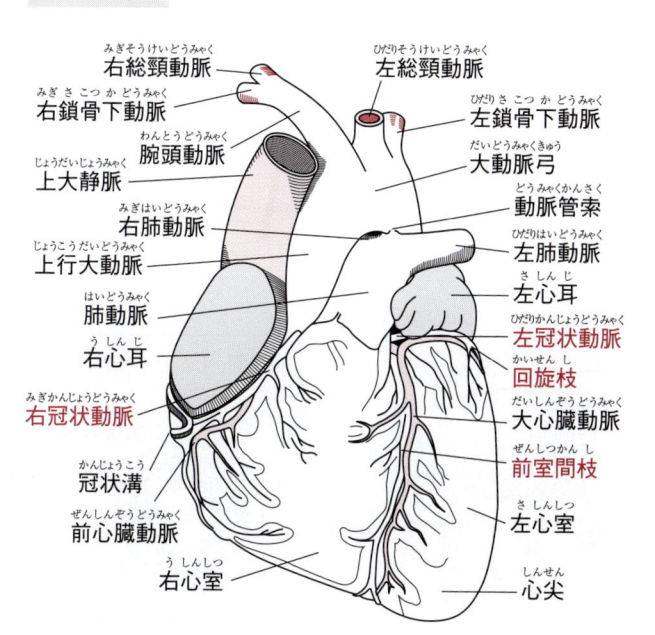

- 右総頸動脈
- 右鎖骨下動脈
- 腕頭動脈
- 上大静脈
- 右肺動脈
- 上行大動脈
- 肺動脈
- 右心耳
- 右冠状動脈
- 冠状溝
- 前心臓動脈
- 右心室
- 左総頸動脈
- 左鎖骨下動脈
- 大動脈弓
- 動脈管索
- 左肺動脈
- 左心耳
- 左冠状動脈
- 回旋枝
- 大心臓動脈
- 前室間枝
- 左心室
- 心尖

2 心臓　109

3 動脈①

1 動脈の主幹の走行

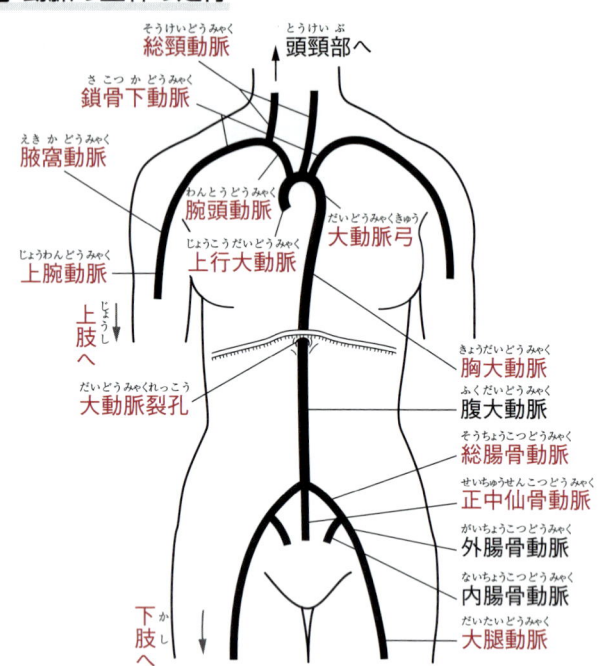

- 総頸動脈
- 頭頸部へ
- 鎖骨下動脈
- 腋窩動脈
- 腕頭動脈
- 大動脈弓
- 上腕動脈
- 上行大動脈
- 上肢へ
- 大動脈裂孔
- 胸大動脈
- 腹大動脈
- 総腸骨動脈
- 正中仙骨動脈
- 外腸骨動脈
- 内腸骨動脈
- 大腿動脈
- 下肢へ

SIDE MEMO　動脈の構造

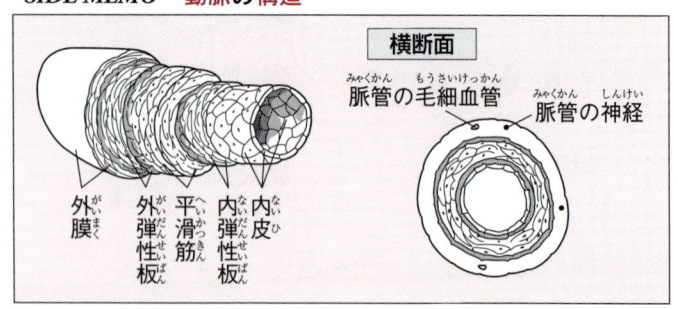

横断面

脈管の毛細血管　脈管の神経

外膜／外弾性板／平滑筋／内弾性板／内皮

第8章　循環器系

2 外頸動脈

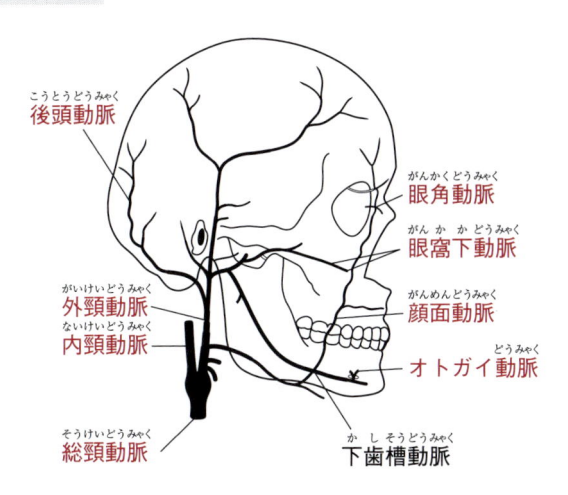

- 後頭動脈
- 眼角動脈
- 眼窩下動脈
- 外頸動脈
- 内頸動脈
- 顔面動脈
- オトガイ動脈
- 総頸動脈
- 下歯槽動脈

SIDE MEMO 大脳の動脈分布

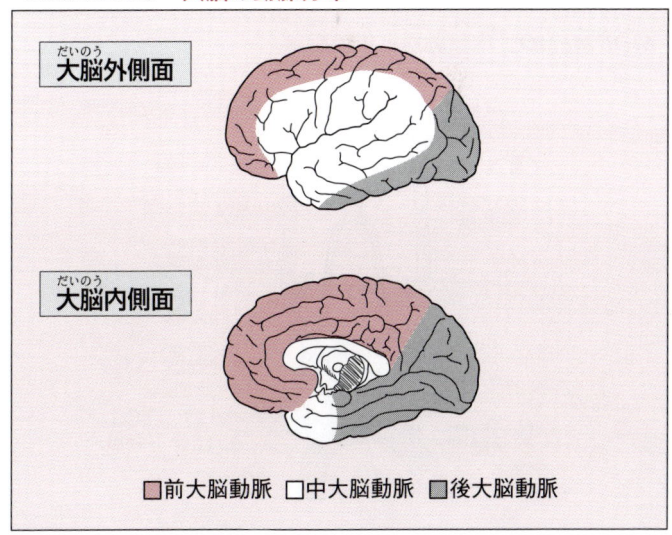

大脳外側面

大脳内側面

■ 前大脳動脈　□ 中大脳動脈　■ 後大脳動脈

3 動脈① 111

3 大脳動脈輪（ウィリス動脈輪）

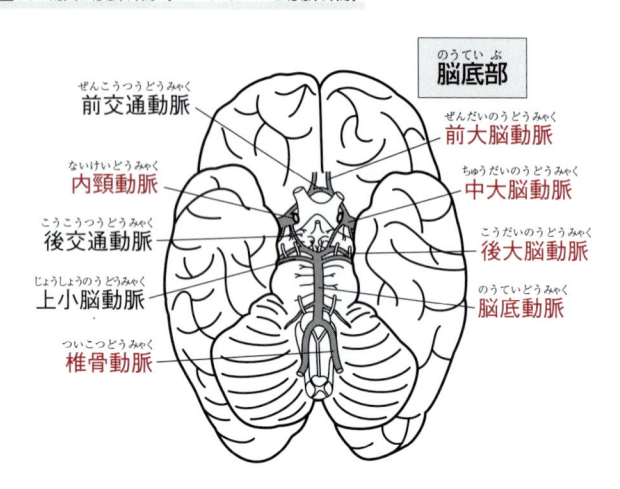

脳底部

- 前交通動脈
- 内頸動脈
- 後交通動脈
- 上小脳動脈
- 椎骨動脈
- 前大脳動脈
- 中大脳動脈
- 後大脳動脈
- 脳底動脈

SIDE MEMO **大脳動脈輪（ウィリス動脈輪）**

内頸動脈と鎖骨下動脈の枝の椎骨動脈によって構成される．

SIDE MEMO **内頸動脈と椎骨動脈**

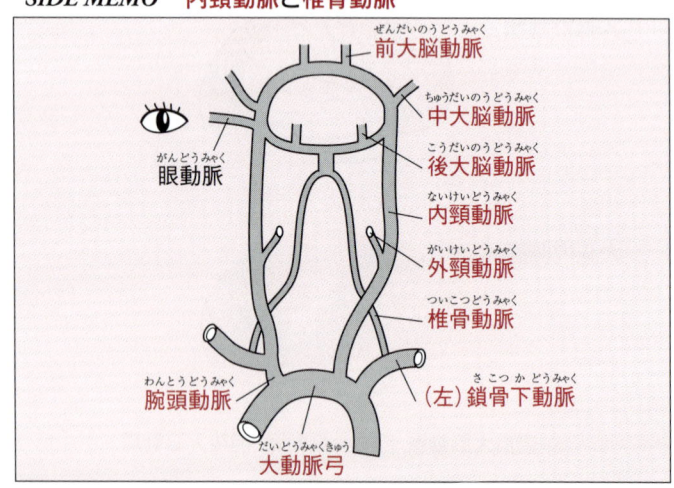

- 眼動脈
- 前大脳動脈
- 中大脳動脈
- 後大脳動脈
- 内頸動脈
- 外頸動脈
- 椎骨動脈
- 腕頭動脈
- （左）鎖骨下動脈
- 大動脈弓

第8章 循環器系

4 上肢の動脈

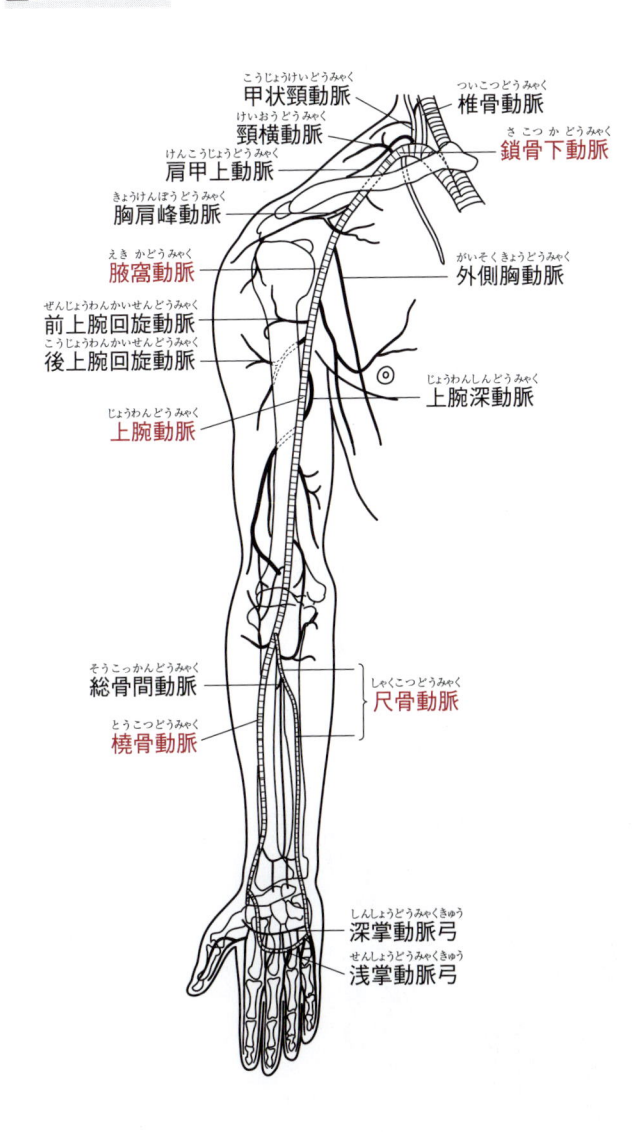

- 甲状頸動脈
- 頸横動脈
- 肩甲上動脈
- 胸肩峰動脈
- 腋窩動脈
- 前上腕回旋動脈
- 後上腕回旋動脈
- 上腕動脈
- 椎骨動脈
- 鎖骨下動脈
- 外側胸動脈
- 上腕深動脈
- 総骨間動脈
- 橈骨動脈
- 尺骨動脈
- 深掌動脈弓
- 浅掌動脈弓

8 循環器系

3 動脈①

4 動脈②

1 腹腔動脈

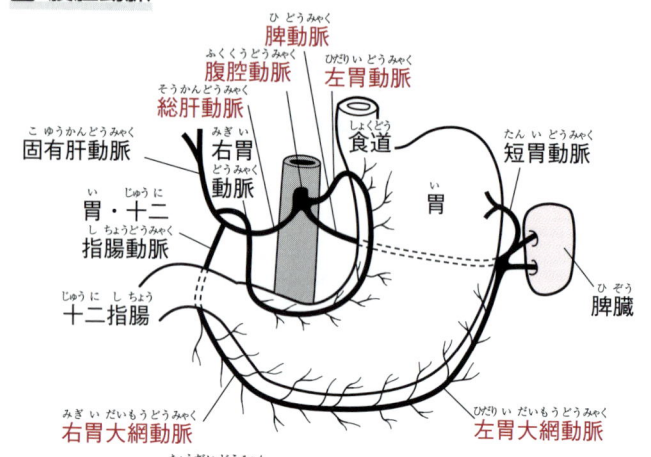

脾動脈
腹腔動脈
左胃動脈
総肝動脈
固有肝動脈
右胃動脈
食道
短胃動脈
胃・十二指腸動脈
胃
十二指腸
脾臓
右胃大網動脈
左胃大網動脈

SIDE MEMO 胸大動脈からの流れ

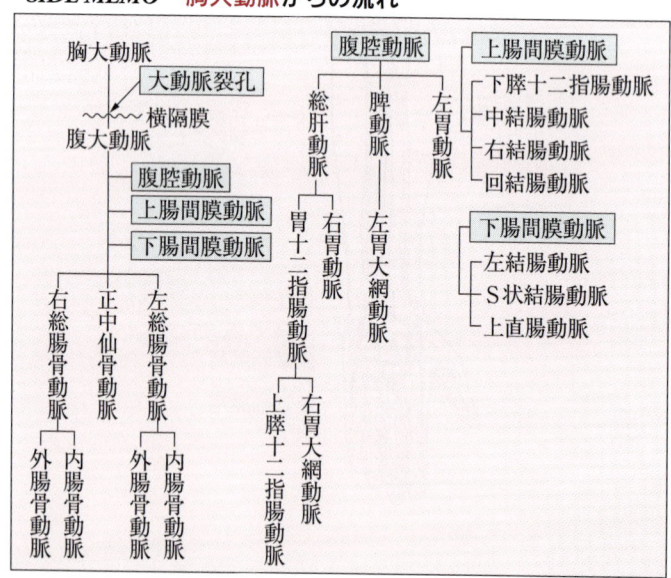

```
胸大動脈
 ├─大動脈裂孔
 ～～横隔膜
腹大動脈
 ├─腹腔動脈
 ├─上腸間膜動脈
 └─下腸間膜動脈
     ├─右総腸骨動脈─┬外腸骨動脈
     │              └内腸骨動脈
     ├─正中仙骨動脈
     └─左総腸骨動脈─┬内腸骨動脈
                    └外腸骨動脈

腹腔動脈
 ├─総肝動脈─┬胃十二指腸動脈─┬右胃大網動脈
 │          │                └上膵十二指腸動脈
 │          └右胃動脈
 ├─脾動脈──左胃大網動脈
 └─左胃動脈

上腸間膜動脈
 ├─下膵十二指腸動脈
 ├─中結腸動脈
 ├─右結腸動脈
 └─回結腸動脈

下腸間膜動脈
 ├─左結腸動脈
 ├─S状結腸動脈
 └─上直腸動脈
```

第8章 循環器系

2 下肢の動脈

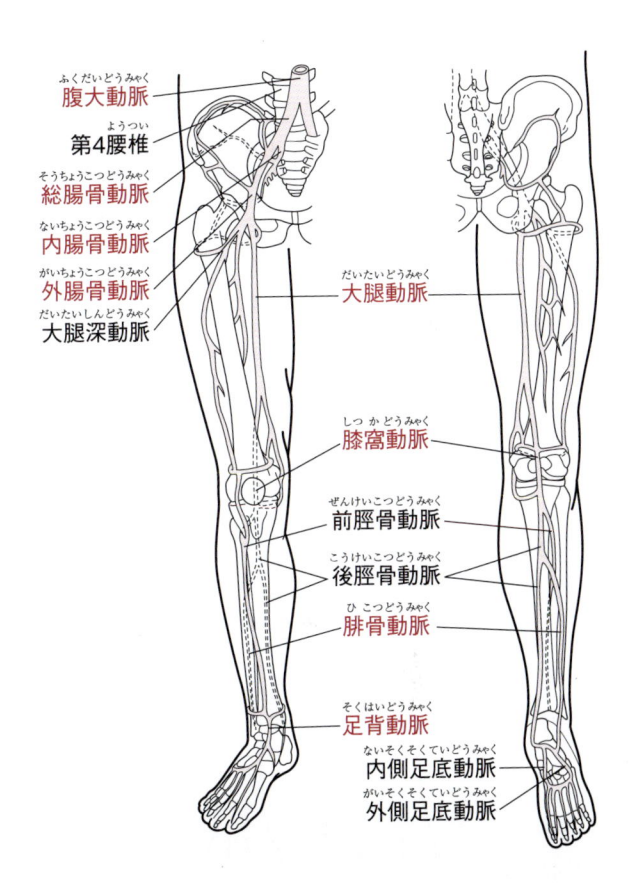

腹大動脈
第4腰椎
総腸骨動脈
内腸骨動脈
外腸骨動脈
大腿深動脈
大腿動脈
膝窩動脈
前脛骨動脈
後脛骨動脈
腓骨動脈
足背動脈
内側足底動脈
外側足底動脈

8 循環器系

4 動脈②

5 静脈①

1 静脈の主幹の走行

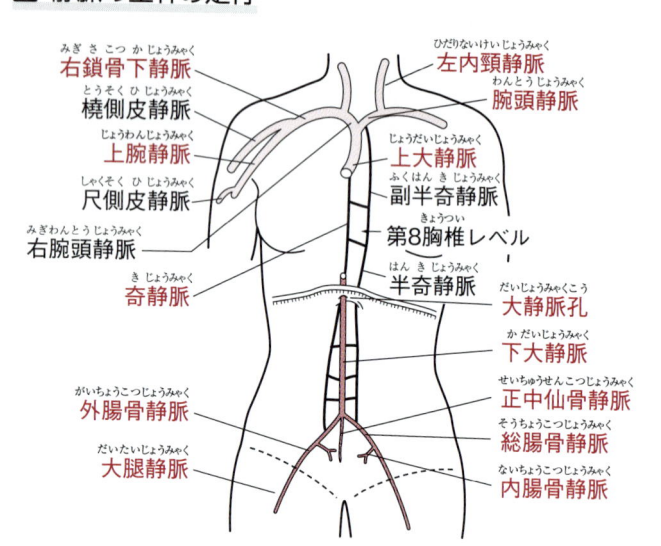

- 右鎖骨下静脈
- 橈側皮静脈
- 上腕静脈
- 尺側皮静脈
- 右腕頭静脈
- 奇静脈
- 外腸骨静脈
- 大腿静脈
- 左内頸静脈
- 腕頭静脈
- 上大静脈
- 副半奇静脈
- 第8胸椎レベル
- 半奇静脈
- 大静脈孔
- 下大静脈
- 正中仙骨静脈
- 総腸骨静脈
- 内腸骨静脈

SIDE MEMO 静脈弁

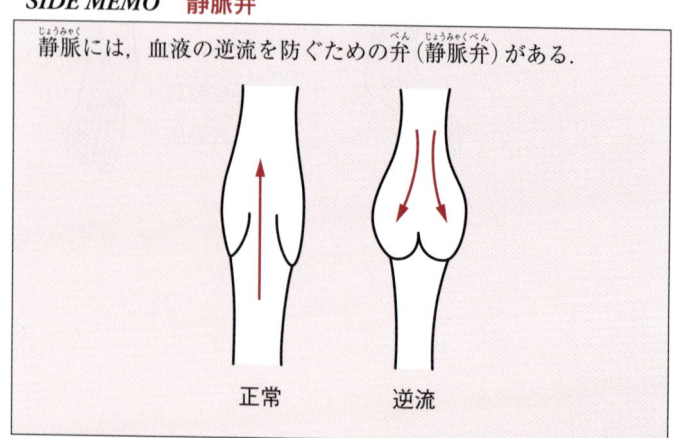

静脈には，血液の逆流を防ぐための弁（静脈弁）がある．

正常　　逆流

第8章 循環器系

2 上肢の皮静脈

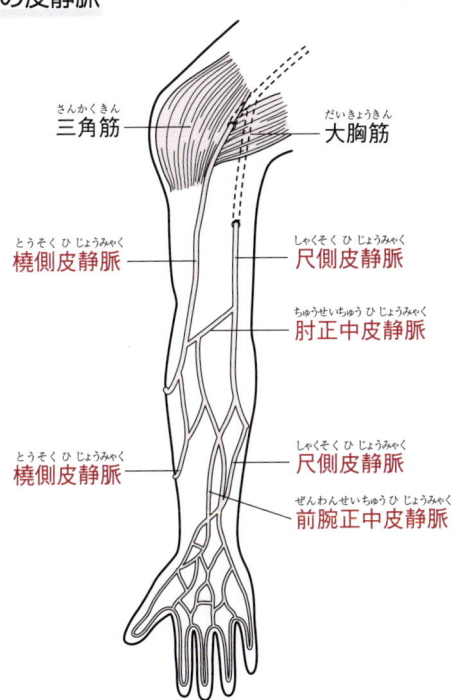

- 三角筋
- 大胸筋
- 橈側皮静脈
- 尺側皮静脈
- 肘正中皮静脈
- 橈側皮静脈
- 尺側皮静脈
- 前腕正中皮静脈

SIDE MEMO　静脈の構造

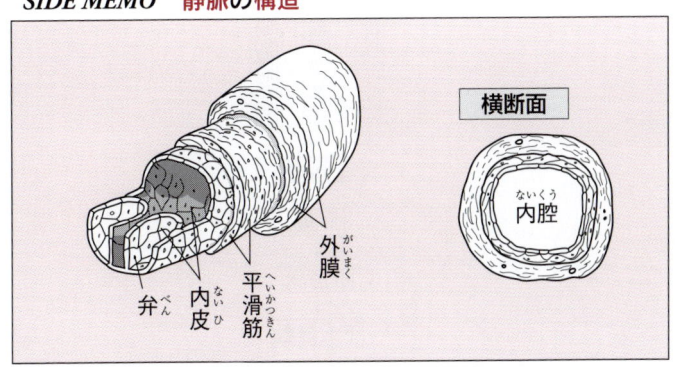

横断面

内腔

弁　内皮　平滑筋　外膜

6 静脈②

1 門脈と体幹の静脈

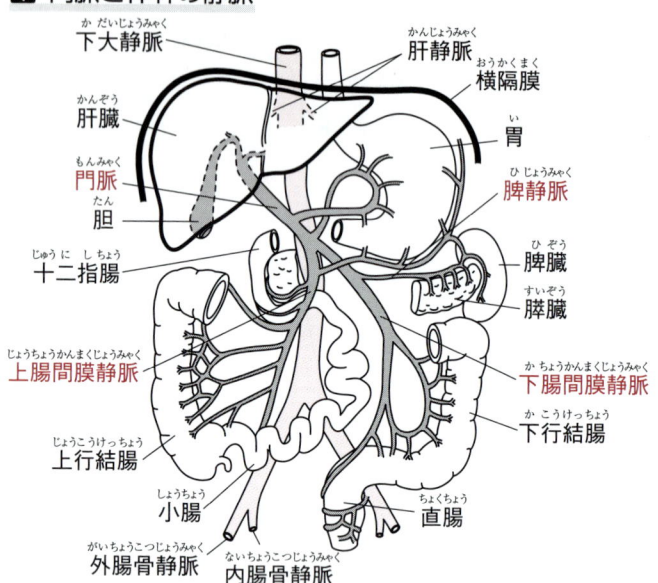

- 下大静脈
- 肝静脈
- 横隔膜
- 肝臓
- 胃
- 門脈
- 脾静脈
- 胆
- 十二指腸
- 脾臓
- 膵臓
- 上腸間膜静脈
- 下腸間膜静脈
- 下行結腸
- 上行結腸
- 小腸
- 直腸
- 外腸骨静脈
- 内腸骨静脈

SIDE MEMO 門脈

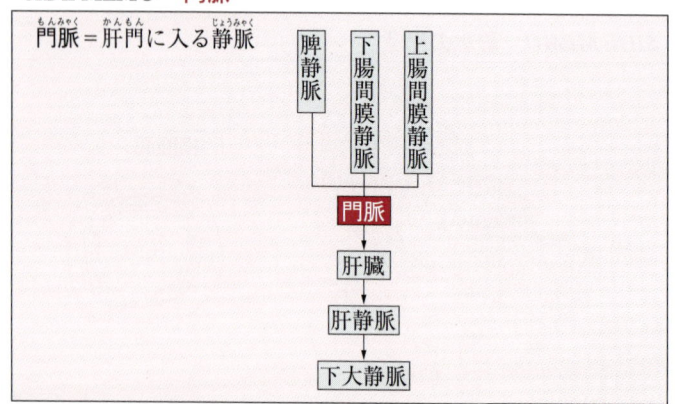

門脈＝肝門に入る静脈

脾静脈／下腸間膜静脈／上腸間膜静脈
↓
門脈
↓
肝臓
↓
肝静脈
↓
下大静脈

第8章 循環器系

2 下肢の皮静脈

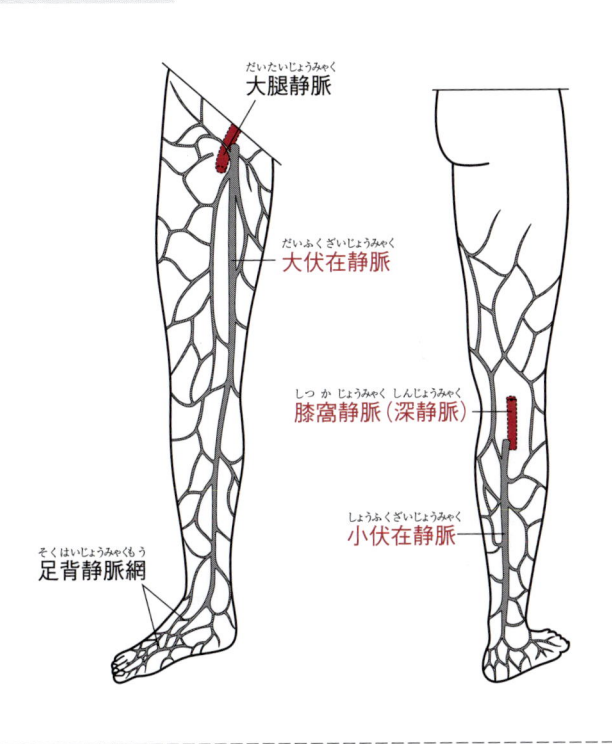

- 大腿静脈
- 大伏在静脈
- 膝窩静脈（深静脈）
- 小伏在静脈
- 足背静脈網

7 リンパ循環

1 全身のリンパ系

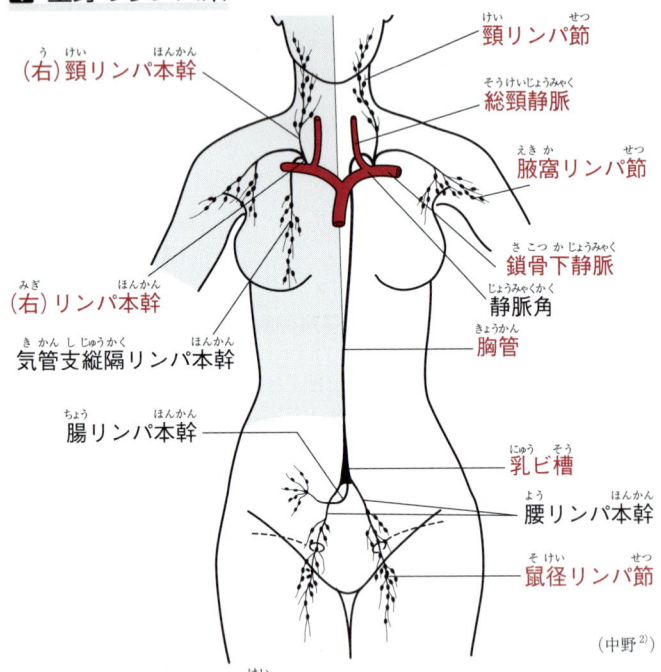

図中ラベル:
- 頸リンパ節
- (右)頸リンパ本幹
- 総頸静脈
- 腋窩リンパ節
- 鎖骨下静脈
- (右)リンパ本幹
- 静脈角
- 気管支縦隔リンパ本幹
- 胸管
- 腸リンパ本幹
- 乳ビ槽
- 腰リンパ本幹
- 鼠径リンパ節

(中野[2])

SIDE MEMO リンパ系

全身の組織中の細胞と細胞との間の組織液は，毛細血管を経て血液中に戻る．一部は毛細リンパ管に入り，リンパ管に送られ，最後は静脈に入る．この循環系をリンパ系という．

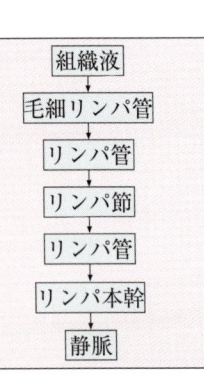

組織液 → 毛細リンパ管 → リンパ管 → リンパ節 → リンパ管 → リンパ本幹 → 静脈

第8章 循環器系

2 リンパ節の構造

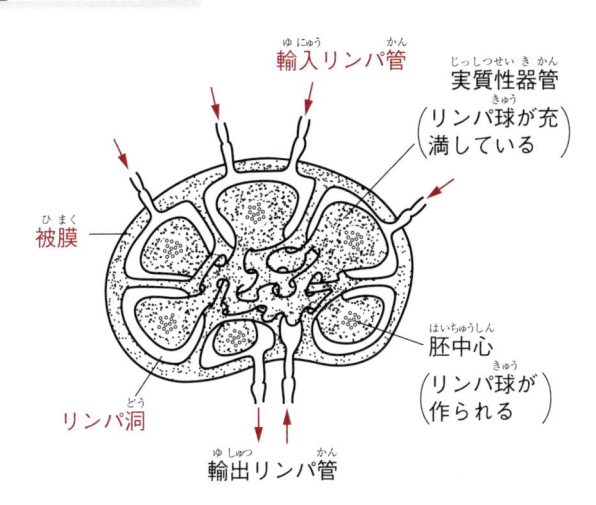

図の各部名称:
- 輸入リンパ管
- 実質性器管（リンパ球が充満している）
- 被膜
- 胚中心（リンパ球が作られる）
- リンパ洞
- 輸出リンパ管

SIDE MEMO リンパ節の外形

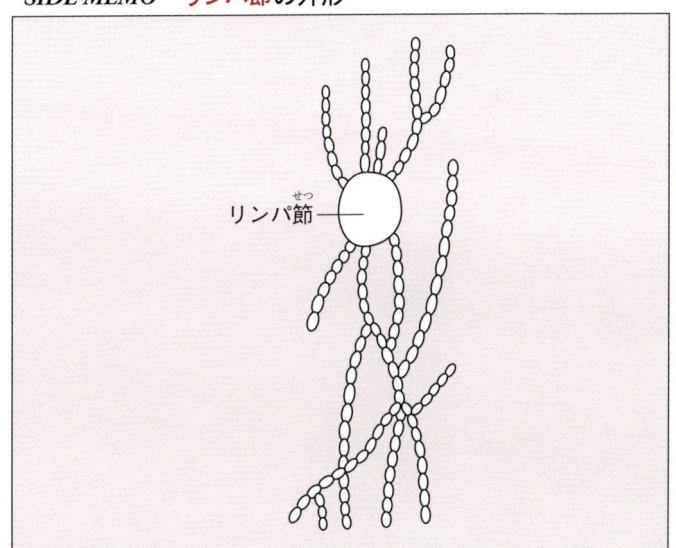

リンパ節

7 リンパ循環

第9章
呼吸器系
こきゅうきけい

1. 呼吸器系の構造…………124
2. 上気道―鼻腔から喉頭まで…125
3. 下気道―気管から肺胞まで…128

1. 呼吸器系の構造

1 呼吸器の全景

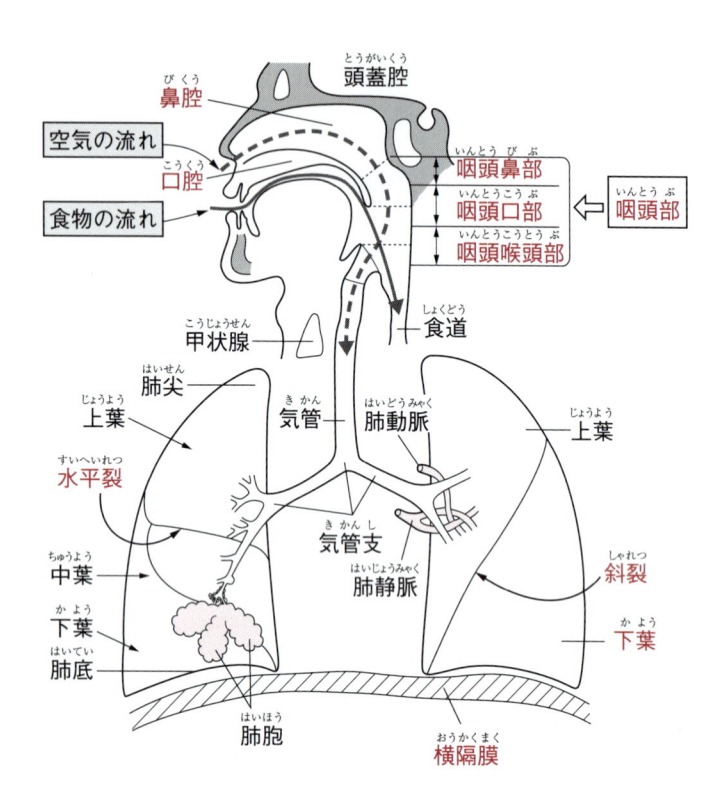

図中ラベル:
- 頭蓋腔
- 鼻腔
- 空気の流れ
- 口腔
- 食物の流れ
- 咽頭鼻部
- 咽頭口部 ⇐ 咽頭部
- 咽頭喉頭部
- 甲状腺
- 食道
- 肺尖
- 上葉
- 気管
- 肺動脈
- 上葉
- 水平裂
- 気管支
- 中葉
- 肺静脈
- 斜裂
- 下葉
- 肺底
- 下葉
- 肺胞
- 横隔膜

SIDE MEMO　呼吸器系

気道部（鼻腔（副鼻腔含む），咽頭，喉頭，気管，気管支〜呼吸細気管支まで）とガス交換部（肺）からなる．咽頭は食物通過のための器官，喉頭は発声のための器官でもある．

2 上気道─鼻腔から喉頭まで

1 鼻腔と副鼻腔

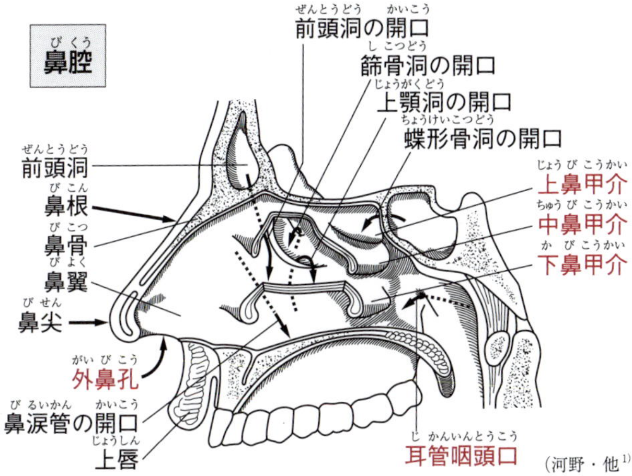

鼻腔
前頭洞の開口
篩骨洞の開口
上顎洞の開口
蝶形骨洞の開口
前頭洞
鼻根
鼻骨
鼻翼
鼻尖
外鼻孔
鼻涙管の開口
上唇
上鼻甲介
中鼻甲介
下鼻甲介
耳管咽頭口

（河野・他[1]）

SIDE MEMO **鼻腔**

篩骨，蝶形骨，鋤骨，上顎骨，鼻骨，口蓋骨，涙骨が複雑に組み合わさってつくられる腔所である．

SIDE MEMO **鼻道**

鼻腔の外側壁から上鼻甲介，中鼻甲介，下鼻甲介が張り出しているため，鼻腔は上鼻道，中鼻道，下鼻道に分かれている．

SIDE MEMO **副鼻腔**

鼻腔を形成する含気骨内にある空洞で，細い管で鼻腔と交通している．

SIDE MEMO **咽頭**

鼻腔と口腔の後方に位置する「食物と空気の共通の通路」である．

副鼻腔（ふくびくう）

- 前頭洞（ぜんとうどう）
- 蝶形骨洞（ちょうけいこつどう）
- 篩骨洞（しこつどう）
- 上顎洞（じょうがくどう）

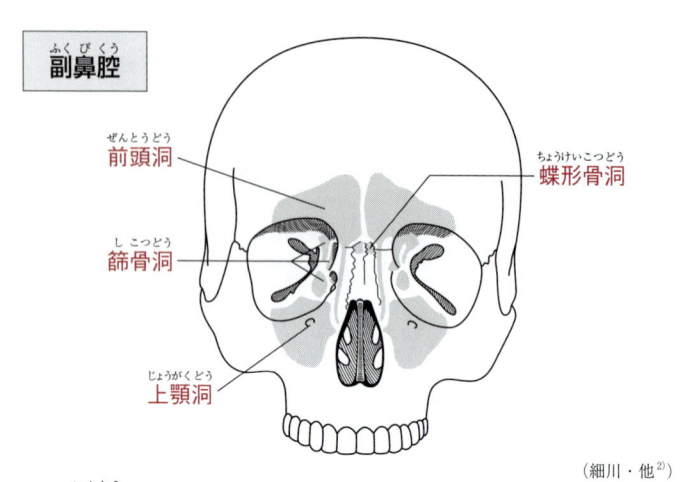

(細川・他[2])

2 咽頭（いんとう）

- 鼻粘膜嗅部（びねんまくきゅうぶ）
- 上鼻甲介（じょうびこうかい）
- 鼻腔（びくう）
- 中鼻甲介（ちゅうびこうかい）
- 下鼻甲介（かびこうかい）
- 咽頭扁桃（いんとうへんとう）
- 口腔（こうくう）
- 口蓋扁桃（こうがいへんとう）
- 咽頭（いんとう）
- 喉頭蓋（こうとうがい）
- 喉頭（こうとう）
- 舌（ぜつ）
- 食道（しょくどう）
- 甲状軟骨（こうじょうなんこつ）
- 声帯ヒダ（せいたい）
- 気管（きかん）

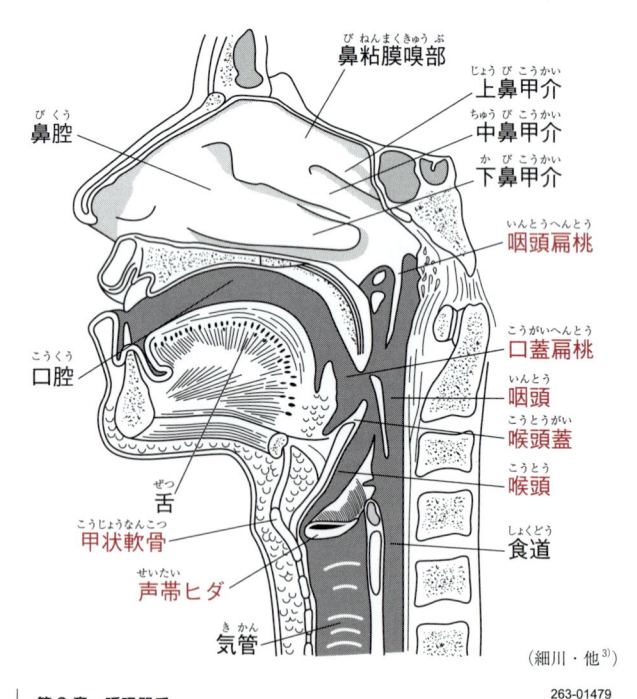

(細川・他[3])

第9章 呼吸器系

3 喉頭

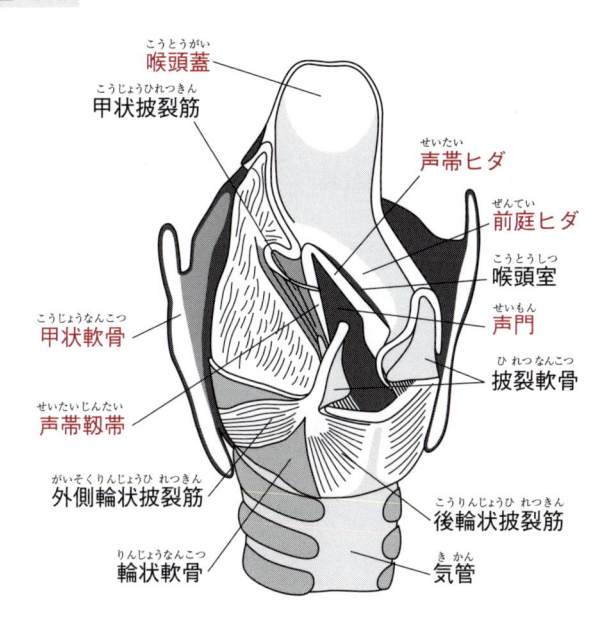

図の各部名称:
- 喉頭蓋
- 甲状披裂筋
- 声帯ヒダ
- 前庭ヒダ
- 喉頭室
- 甲状軟骨
- 声門
- 披裂軟骨
- 声帯靭帯
- 外側輪状披裂筋
- 後輪状披裂筋
- 輪状軟骨
- 気管

SIDE MEMO　喉頭

気道の一部（鼻腔から喉頭までを上気道という）であり，発声器官でもある．喉頭の前面は甲状軟骨に覆われている．上方は咽頭，下方は気管に連なる．喉頭腔には左右から張り出した声帯ヒダがあり，そのヒダに囲まれた空間を声門という．声門は呼吸時に開いており，発声時に狭くなる．

2　上気道―鼻腔から喉頭まで

3 下気道―気管から肺胞まで

1 気管と気管支

気管の全景

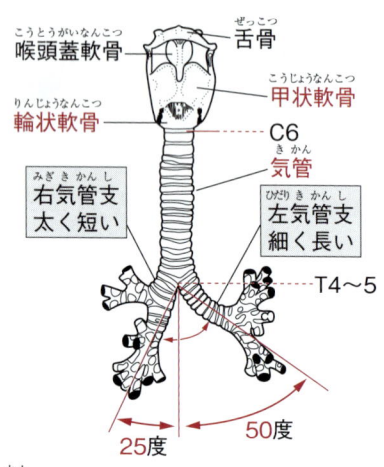

- 舌骨
- 喉頭蓋軟骨
- 甲状軟骨
- 輪状軟骨
- C6
- 気管
- 右気管支 太く短い
- 左気管支 細く長い
- T4～5
- 25度
- 50度

(島田[4])

SIDE MEMO 気管

輪状軟骨下縁（C6）から始まり，胸骨角平面（T4～5）の高さで左右の気管支に分岐する．15～20個の気管軟骨が靱帯で連結している（気管後壁は軟骨を欠く）．

SIDE MEMO 気道の粘膜上皮

気道の粘膜上皮は，線毛を持った多列円柱上皮である．

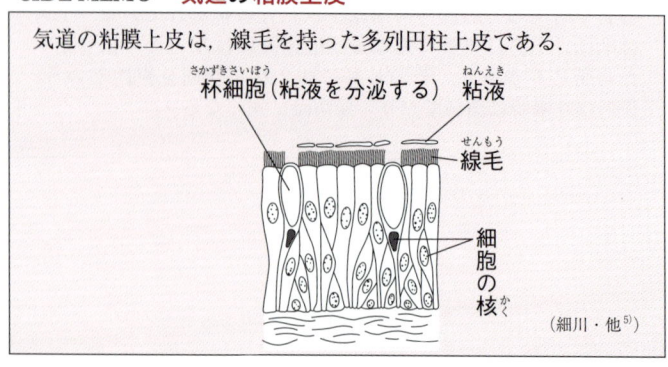

- 杯細胞（粘液を分泌する）
- 粘液
- 線毛
- 細胞の核

(細川・他[5])

第9章 呼吸器系

気管の横断面

- 気管軟骨
- 粘膜上皮
- 外膜
- 粘膜下組織
- 気管腺
- 平滑筋
- 前
- 後

気管支と肺胞の構造

- 終末細気管支
- 呼吸細気管支
- 肺胞管
- 肺胞嚢
- 肺胞

(細川・他[6])

SIDE MEMO　肺の大きさ

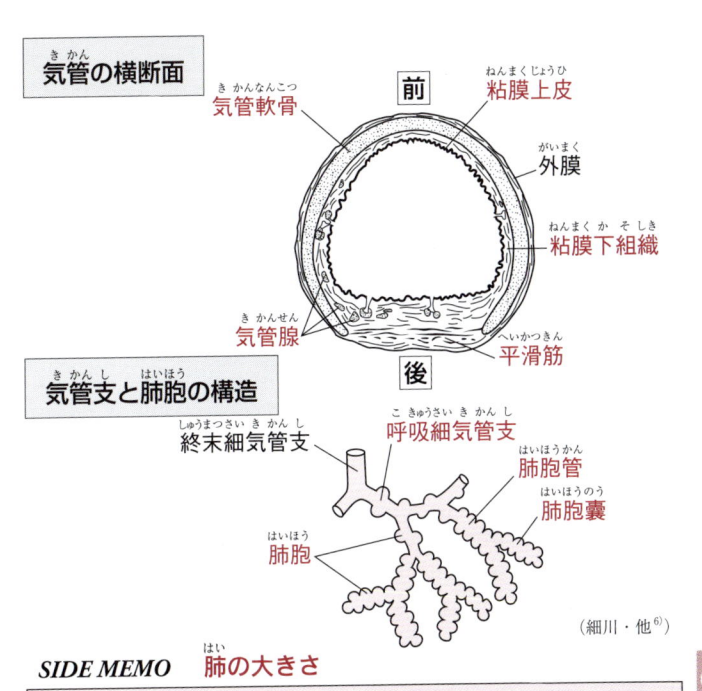

心臓が左に偏在するため，左肺は右肺より小さい（左肺約500 g（1,000 ml），右肺約600 g（1,200 ml））．また右肺は3葉（上葉，中葉，下葉），左肺は2葉（上葉，下葉）である．

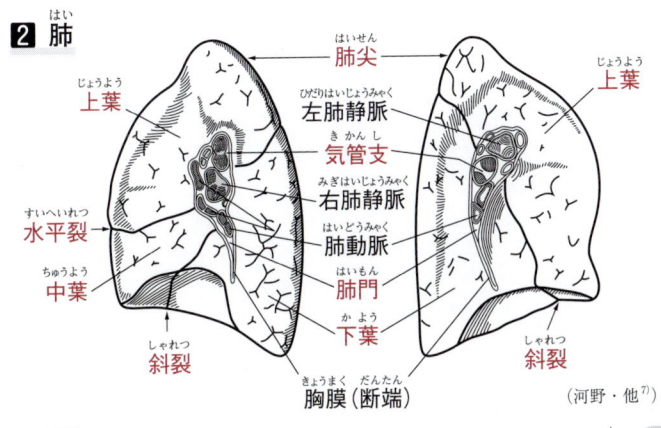

2 肺

- 肺尖
- 上葉
- 左肺静脈
- 気管支
- 右肺静脈
- 肺動脈
- 肺門
- 上葉
- 水平裂
- 中葉
- 下葉
- 斜裂
- 斜裂
- 胸膜（断端）

(河野・他[7])

3　下気道—気管から肺胞まで

第10章
消化器系
しょう か き けい

1. 口腔・咽頭……………132
2. 食道と胃………………135
3. 小腸・大腸……………137
4. 肝臓・胆嚢・膵臓……142

1 口腔・咽頭

1 口腔・舌・歯（咀嚼）

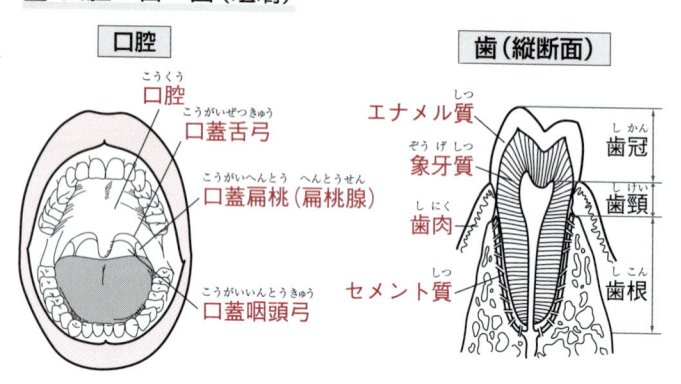

口腔
- 口腔
- 口蓋舌弓
- 口蓋扁桃（扁桃腺）
- 口蓋咽頭弓

歯（縦断面）
- エナメル質
- 象牙質
- 歯肉
- セメント質
- 歯冠
- 歯頸
- 歯根

SIDE MEMO　ワルダイエルの咽頭輪

咽頭口部を輪状に取り囲み，口蓋扁桃，咽頭扁桃，舌扁桃などのリンパ組織が発達している．

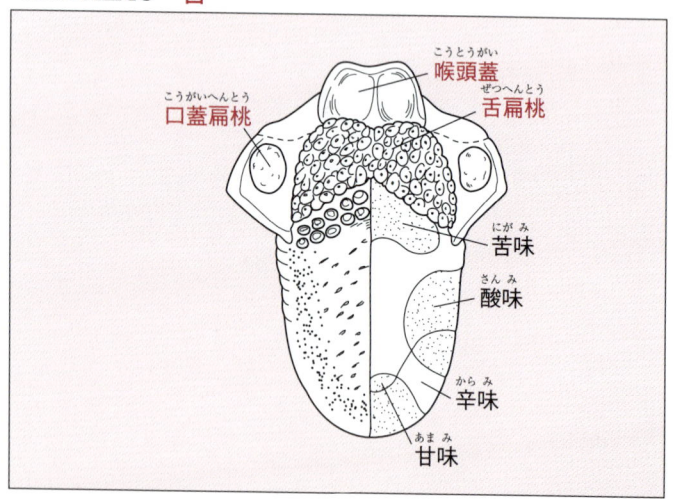

SIDE MEMO　舌

- 喉頭蓋
- 口蓋扁桃
- 舌扁桃
- 苦味
- 酸味
- 辛味
- 甘味

第10章 消化器系

2 唾液腺

耳下腺管　副耳下腺　耳下腺

舌下腺　顎下腺
顎下腺管

(島田[1])

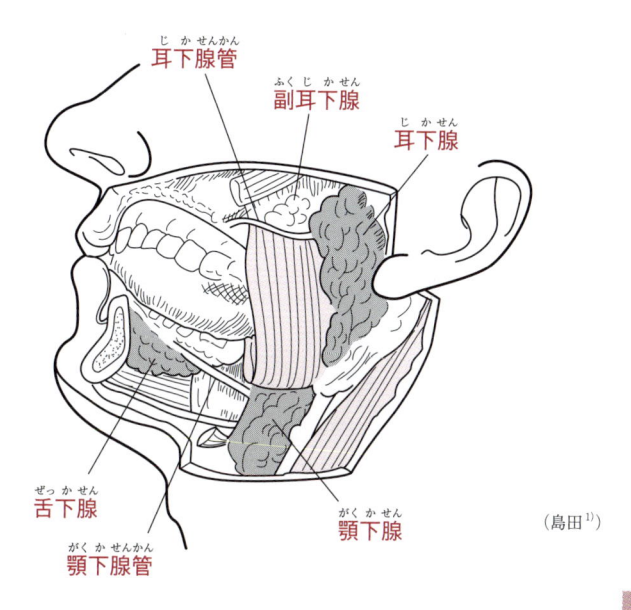

SIDE MEMO 舌の表面

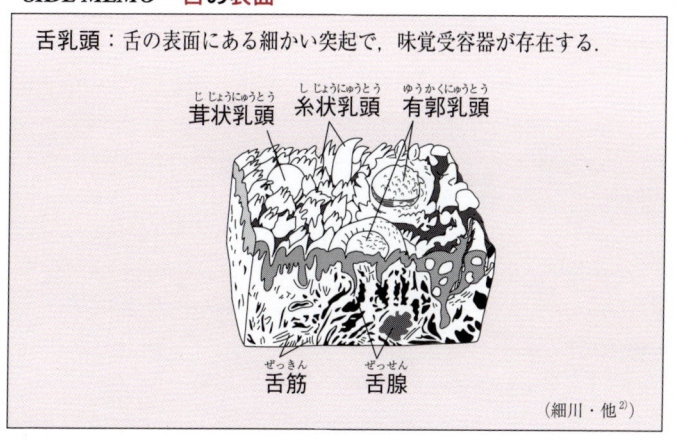

舌乳頭：舌の表面にある細かい突起で，味覚受容器が存在する．

茸状乳頭　糸状乳頭　有郭乳頭

舌筋　舌腺

(細川・他[2])

1　口腔・咽頭

3 咽頭

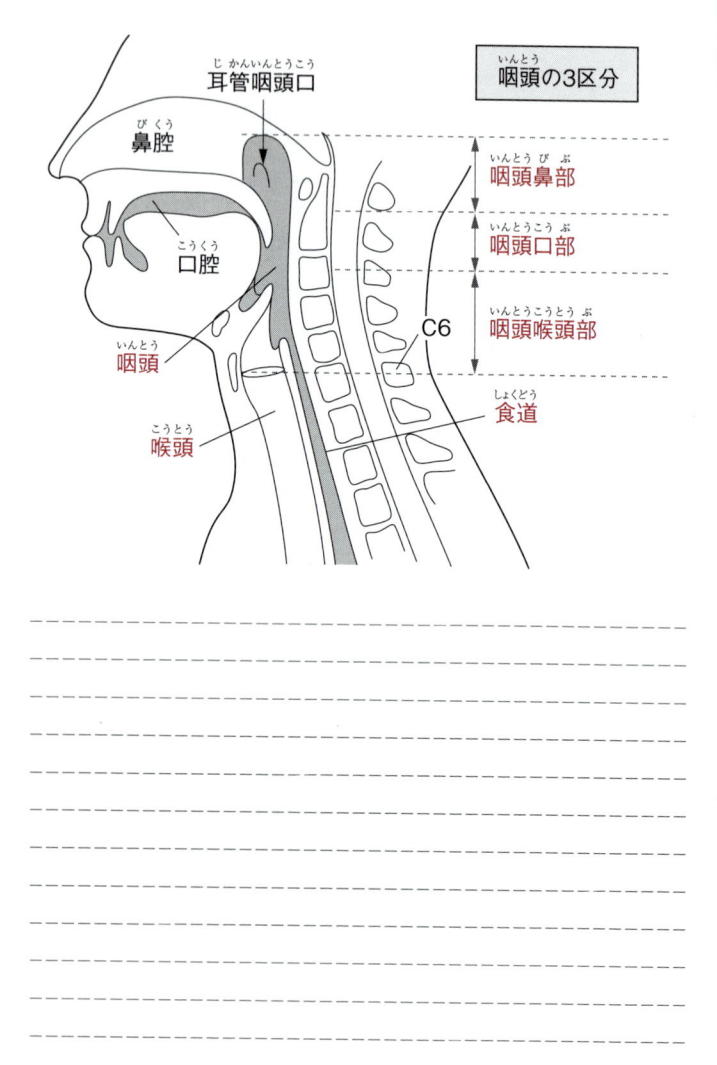

咽頭の3区分

- 耳管咽頭口
- 鼻腔
- 口腔
- 咽頭
- 喉頭
- 咽頭鼻部
- 咽頭口部
- 咽頭喉頭部
- C6
- 食道

2 食道と胃

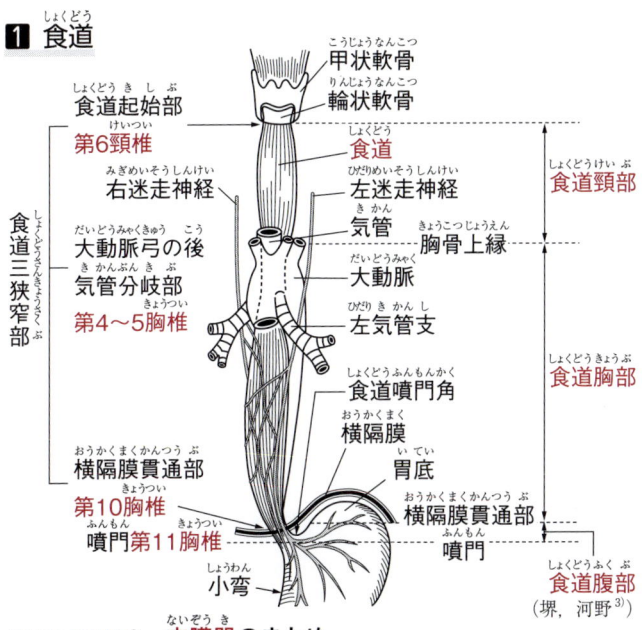

1 食道

- 食道起始部
  - 第6頸椎
- 食道三狭窄部
  - 大動脈弓の後
  - 気管分岐部
  - 第4〜5胸椎
- 横隔膜貫通部
  - 第10胸椎
- 噴門 第11胸椎

- 甲状軟骨
- 輪状軟骨
- 食道
- 右迷走神経
- 左迷走神経
- 気管
- 胸骨上縁
- 大動脈
- 左気管支
- 食道噴門角
- 横隔膜
- 胃底
- 横隔膜貫通部
- 噴門
- 小弯

- 食道頸部
- 食道胸部
- 食道腹部

（堺，河野[3]）

SIDE MEMO 内臓器のまとめ

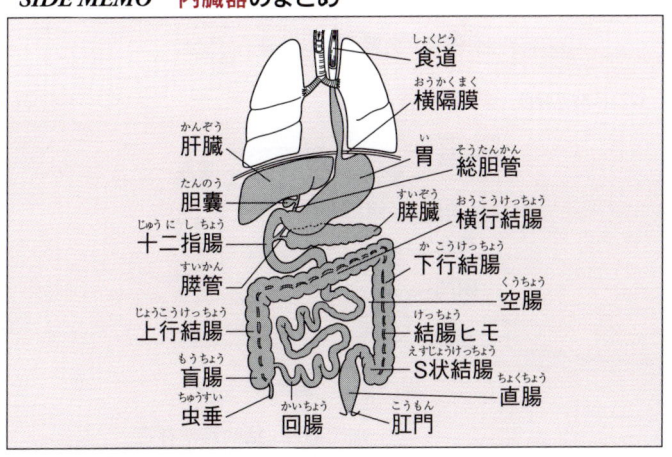

- 食道
- 横隔膜
- 肝臓
- 胃
- 胆嚢
- 総胆管
- 膵臓
- 横行結腸
- 十二指腸
- 下行結腸
- 膵管
- 空腸
- 上行結腸
- 結腸ヒモ
- 盲腸
- S状結腸
- 虫垂
- 回腸
- 肛門
- 直腸

10 消化器系

2 食道と胃

2 胃

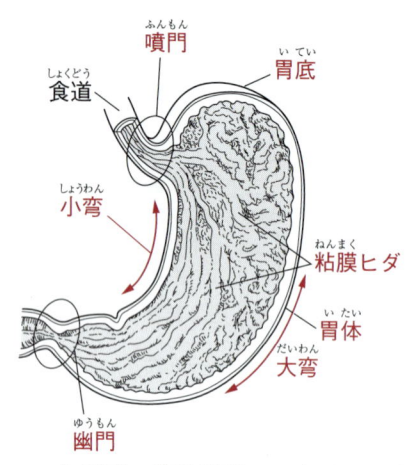

噴門 / 胃底 / 食道 / 小弯 / 粘膜ヒダ / 胃体 / 大弯 / 幽門

SIDE MEMO　胃粘膜の微細構造（a胃体部，b幽門部）

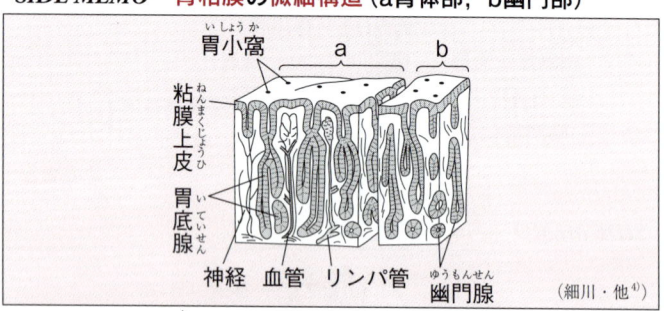

胃小窩 / 粘膜上皮 / 胃底腺 / 神経　血管　リンパ管 / 幽門腺

(細川・他[4])

SIDE MEMO　胃の形態と名称

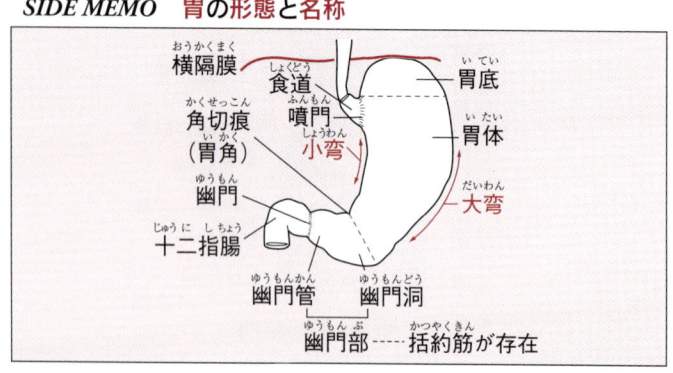

横隔膜 / 食道 / 胃底 / 角切痕（胃角） / 噴門 / 小弯 / 胃体 / 大弯 / 幽門 / 十二指腸 / 幽門管　幽門洞 / 幽門部----括約筋が存在

第10章　消化器系

3 小腸・大腸

1 腹腔内臓器の全景（矢状断面，横断面）

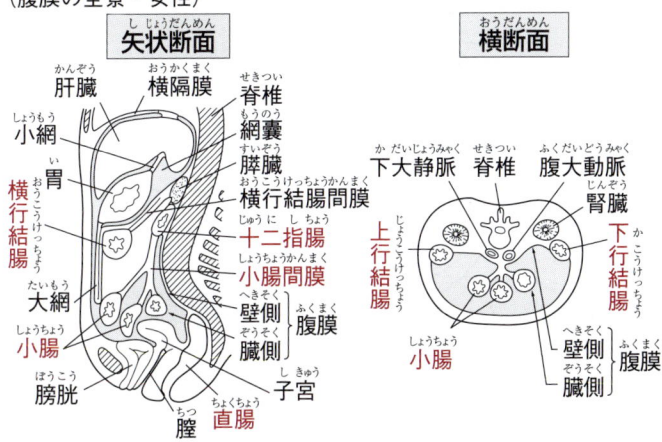

（腹膜の全景・女性）

矢状断面

- 肝臓
- 横隔膜
- 脊椎
- 小網
- 網囊
- 膵臓
- 胃
- 横行結腸間膜
- 横行結腸
- 十二指腸
- 小腸間膜
- 大網
- 壁側腹膜
- 臓側
- 小腸
- 膀胱
- 子宮
- 膣
- 直腸

横断面

- 下大静脈
- 脊椎
- 腹大動脈
- 腎臓
- 上行結腸
- 下行結腸
- 小腸
- 壁側腹膜
- 臓側

SIDE MEMO 腸の長さ

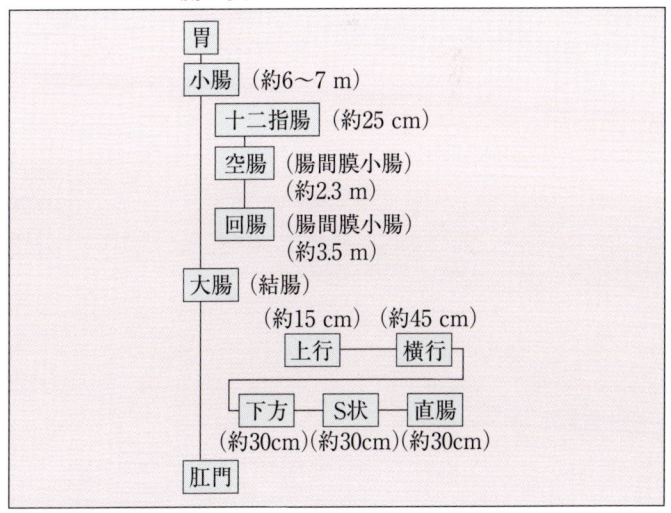

```
胃
 │
小腸 （約6〜7 m）
 ├─ 十二指腸 （約25 cm）
 ├─ 空腸 （腸間膜小腸）（約2.3 m）
 └─ 回腸 （腸間膜小腸）（約3.5 m）
大腸 （結腸）
       （約15 cm）（約45 cm）
 ├─ 上行 ─ 横行
 ├─ 下方 ─ S状 ─ 直腸
   （約30cm）（約30cm）（約30cm）
肛門
```

10 消化器系

3 小腸・大腸　137

2 十二指腸

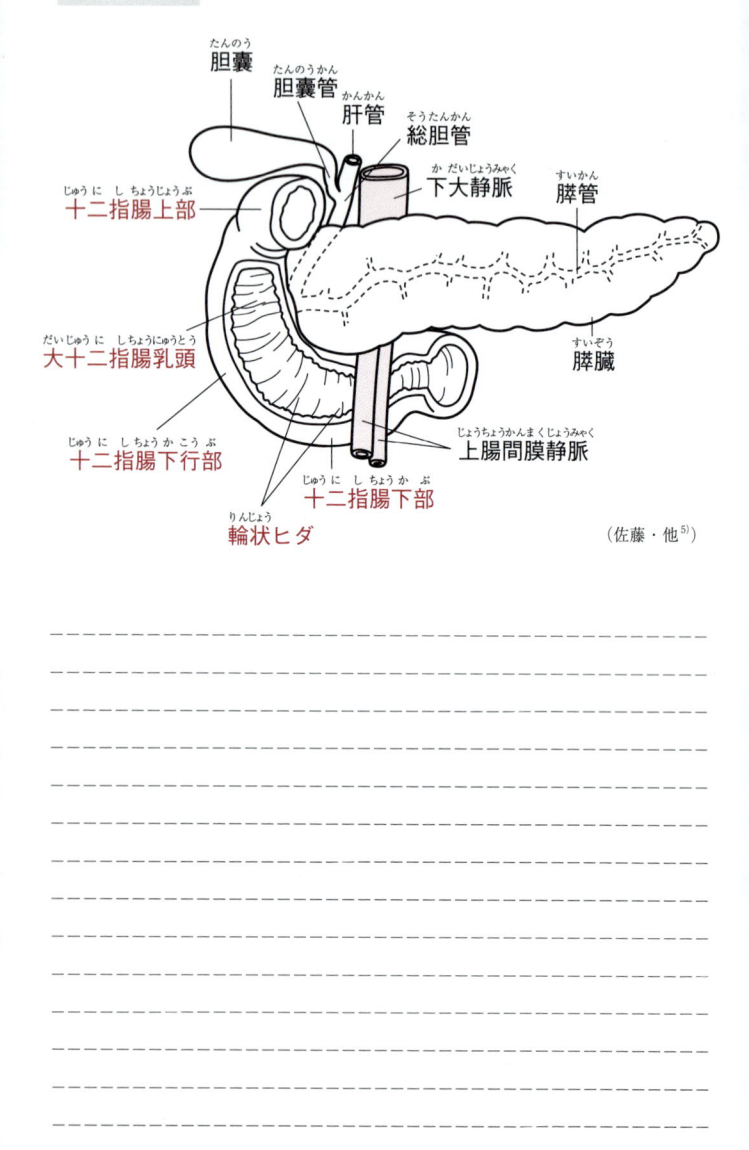

図の各部名称：
- 胆嚢
- 胆嚢管
- 肝管
- 総胆管
- 下大静脈
- 膵管
- 十二指腸上部
- 大十二指腸乳頭
- 膵臓
- 十二指腸下行部
- 十二指腸下部
- 上腸間膜静脈
- 輪状ヒダ

(佐藤・他[5])

3 腸管の外観全景 (前額断面)

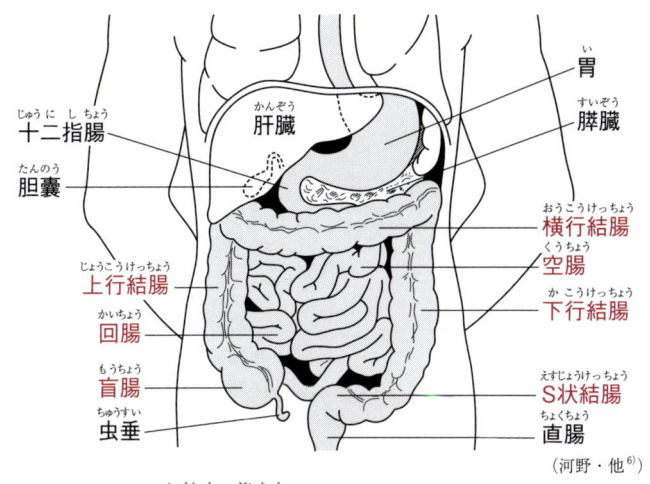

- 十二指腸
- 胆嚢
- 肝臓
- 胃
- 膵臓
- 横行結腸
- 空腸
- 上行結腸
- 下行結腸
- 回腸
- 盲腸
- S状結腸
- 虫垂
- 直腸

(河野・他[6])

SIDE MEMO　小腸と大腸のヒダの違い

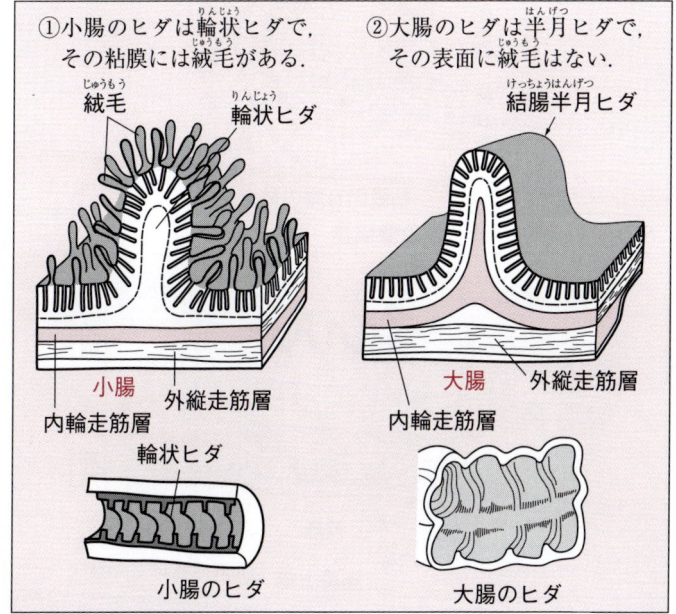

①小腸のヒダは輪状ヒダで，その粘膜には絨毛がある．

- 絨毛
- 輪状ヒダ
- 小腸
- 内輪走筋層
- 外縦走筋層
- 輪状ヒダ
- 小腸のヒダ

②大腸のヒダは半月ヒダで，その表面に絨毛はない．

- 結腸半月ヒダ
- 大腸
- 内輪走筋層
- 外縦走筋層
- 大腸のヒダ

10 消化器系

3 小腸・大腸

4 小腸

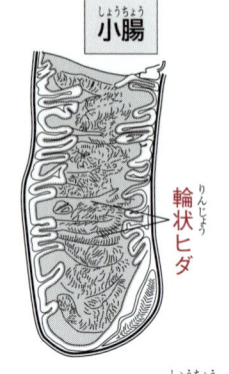

小腸

輪状ヒダ

小腸の絨毛と腸陰窩

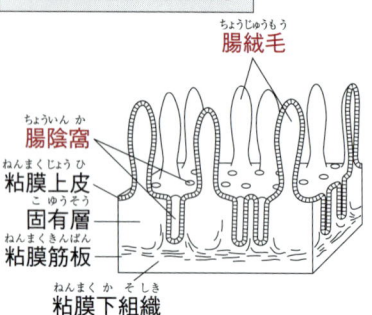

腸絨毛
腸陰窩
粘膜上皮
固有層
粘膜筋板
粘膜下組織

SIDE MEMO　(小腸)腸絨毛の断面

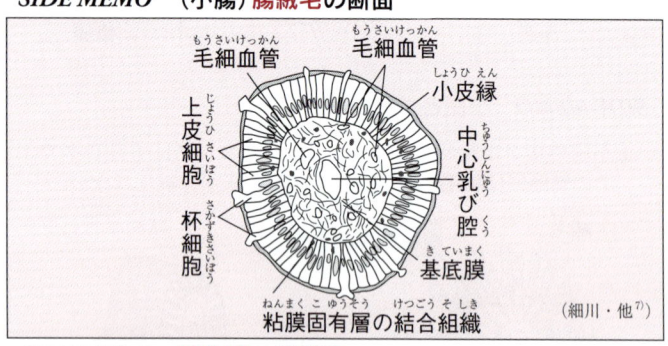

毛細血管
小皮縁
上皮細胞
中心乳び腔
杯細胞
基底膜
粘膜固有層の結合組織

(細川・他[7])

SIDE MEMO　消化管の壁構造

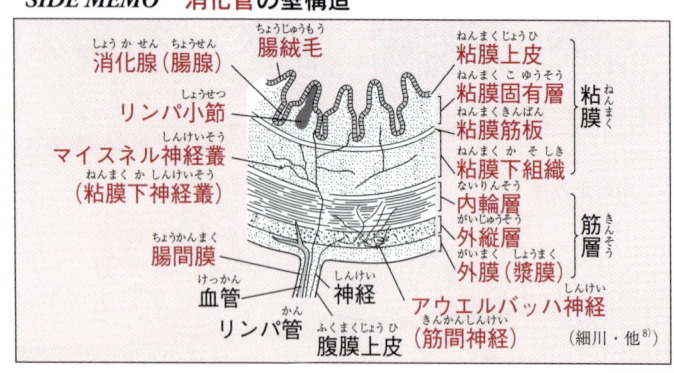

消化腺(腸腺)
腸絨毛
粘膜上皮
粘膜固有層　　粘膜
リンパ小節
粘膜筋板
マイスネル神経叢
(粘膜下神経叢)
粘膜下組織
内輪層
外縦層　　筋層
外膜(漿膜)
腸間膜
血管　神経
アウエルバッハ神経
(筋間神経)
リンパ管
腹膜上皮

(細川・他[8])

5 大腸

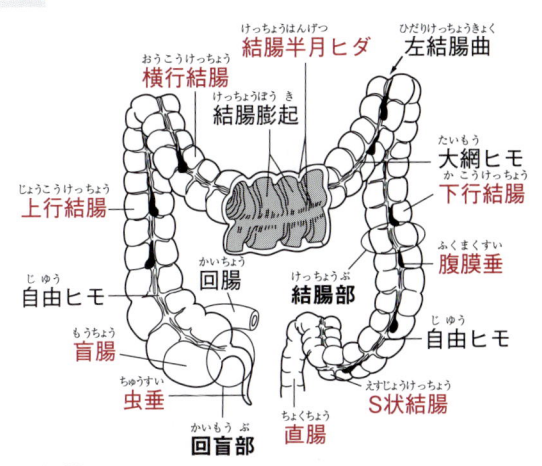

（大腸の全体図）
- 横行結腸（おうこうけっちょう）
- 結腸半月ヒダ（けっちょうはんげつ）
- 左結腸曲（ひだりけっちょうきょく）
- 結腸膨起（けっちょうぼうき）
- 大網ヒモ（たいもう）
- 下行結腸（かこうけっちょう）
- 上行結腸（じょうこうけっちょう）
- 腹膜垂（ふくまくすい）
- 自由ヒモ（じゆう）
- 回腸（かいちょう）
- 結腸部（けっちょうぶ）
- 自由ヒモ（じゆう）
- 盲腸（もうちょう）
- S状結腸（えすじょうけっちょう）
- 虫垂（ちゅうすい）
- 直腸（ちょくちょう）
- 回盲部（かいもうぶ）

回盲部

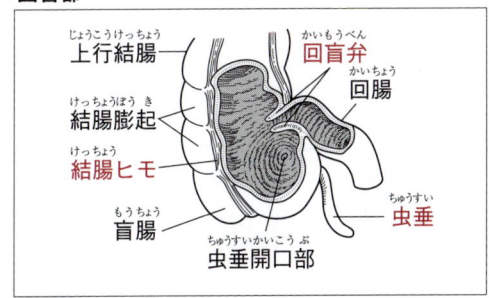

- 上行結腸（じょうこうけっちょう）
- 回盲弁（かいもうべん）
- 結腸膨起（けっちょうぼうき）
- 回腸（かいちょう）
- 結腸ヒモ（けっちょう）
- 虫垂（ちゅうすい）
- 盲腸（もうちょう）
- 虫垂開口部（ちゅうすいかいこうぶ）

結腸部

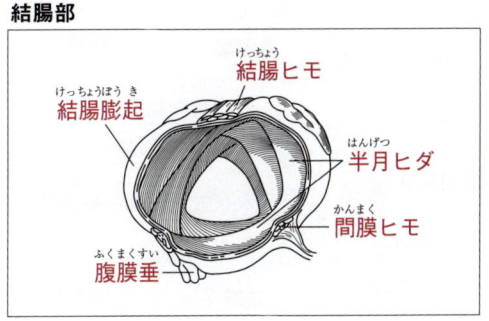

- 結腸ヒモ（けっちょう）
- 結腸膨起（けっちょうぼうき）
- 半月ヒダ（はんげつ）
- 間膜ヒモ（かんまく）
- 腹膜垂（ふくまくすい）

3 小腸・大腸

4 肝臓・胆嚢・膵臓

1 肝臓

前面

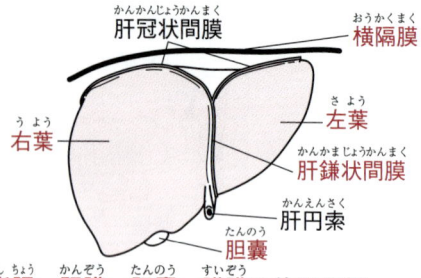

- 肝冠状間膜
- 横隔膜
- 左葉
- 右葉
- 肝鎌状間膜
- 肝円索
- 胆嚢

SIDE MEMO 十二指腸，肝臓，胆嚢，膵臓の位置関係

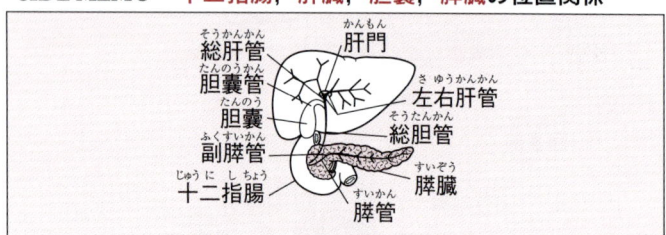

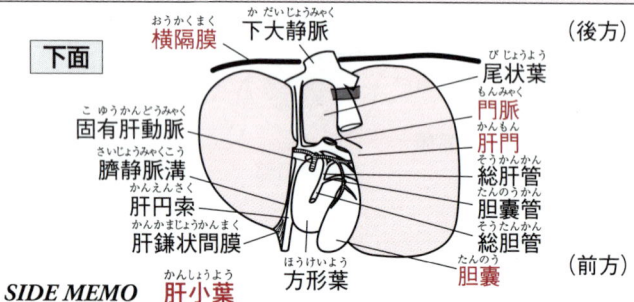

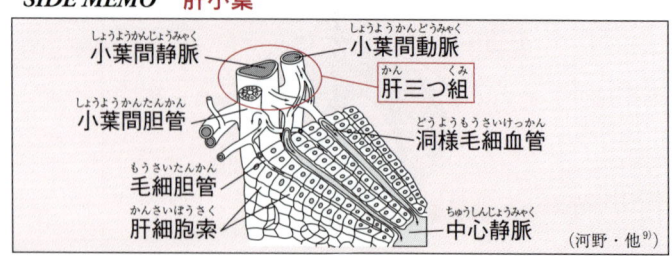

- 肝門
- 総肝管
- 胆嚢管
- 左右肝管
- 胆嚢
- 総胆管
- 副膵管
- 膵臓
- 十二指腸
- 膵管

下面

- 横隔膜
- 下大静脈 （後方）
- 尾状葉
- 固有肝動脈
- 門脈
- 臍静脈溝
- 肝門
- 肝円索
- 肝
- 肝鎌状間膜
- 総肝管
- 胆嚢管
- 総胆管
- 方形葉
- 胆嚢 （前方）

SIDE MEMO 肝小葉

- 小葉間静脈
- 小葉間動脈
- 肝三つ組
- 小葉間胆管
- 洞様毛細血管
- 毛細胆管
- 肝細胞索
- 中心静脈

(河野・他[9])

2 胆嚢と胆道

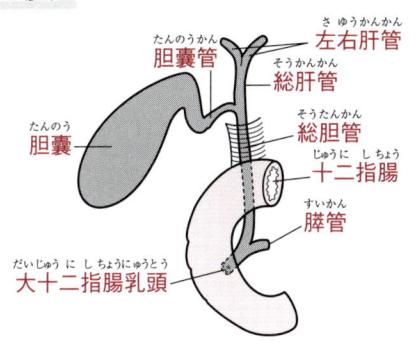

図中ラベル：
- 胆嚢管
- 左右肝管
- 総肝管
- 胆嚢
- 総胆管
- 十二指腸
- 膵管
- 大十二指腸乳頭

3 膵臓

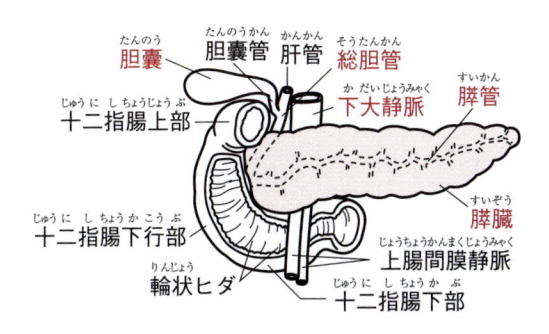

図中ラベル：
- 胆嚢
- 胆嚢管
- 肝管
- 総胆管
- 十二指腸上部
- 下大静脈
- 膵管
- 十二指腸下行部
- 膵臓
- 上腸間膜静脈
- 輪状ヒダ
- 十二指腸下部

SIDE MEMO　膵臓のランゲルハンス島（内分泌腺）

ランゲルハンス島内に α（アルファ, A）細胞（グルカゴン分泌），β（ベータ, B）細胞（インスリン分泌），δ（デルタ, D）細胞（ソマトスタチンを含む）が存在する．

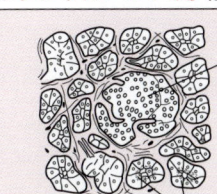

図中ラベル：
- ランゲルハンス島（細胞の境が不鮮明）
- 毛細血管
- 膵液を分泌する腺体（細胞の中には酵素原顆粒が多数含まれている）

10　消化器系

4　肝臓・胆嚢・膵臓

第11章
泌尿器・生殖器系

1. 泌尿器……146
2. 生殖器……150

1 泌尿器

1 泌尿器の全景

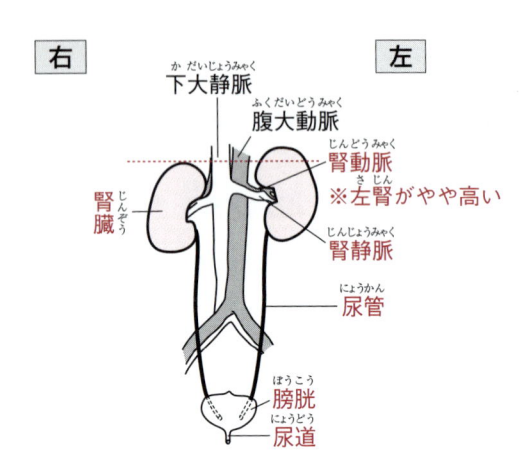

右 / 左

- 下大静脈
- 腹大動脈
- 腎動脈
- 腎臓
- ※左腎がやや高い
- 腎静脈
- 尿管
- 膀胱
- 尿道

2 腎臓の構造

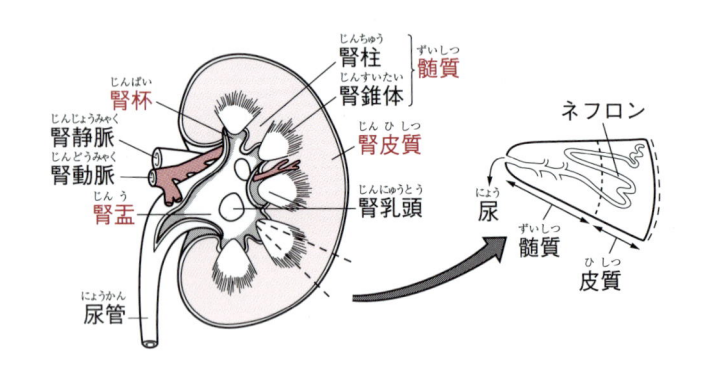

- 腎柱
- 腎錐体
- 髄質
- 腎杯
- 腎静脈
- 腎皮質
- 腎動脈
- 腎盂
- 腎乳頭
- 尿管

ネフロン
- 尿
- 髄質
- 皮質

第11章 泌尿器・生殖器系

3 腎単位（ネフロン）と腎小体

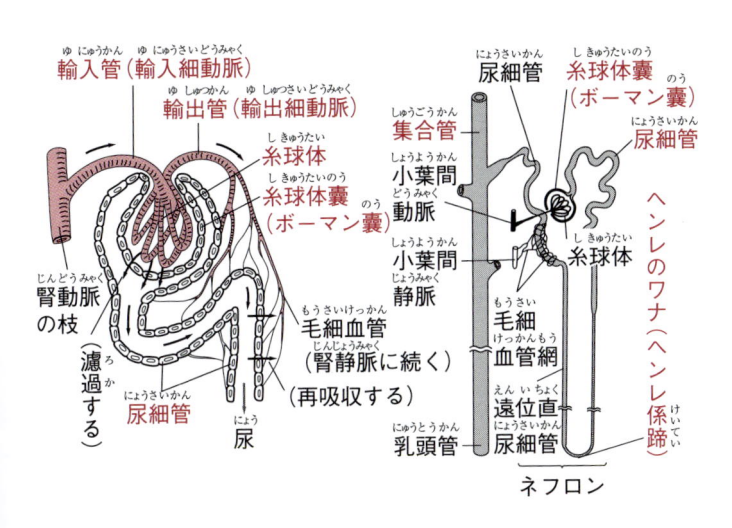

図：腎単位の構造

ラベル：
- 輸入管（輸入細動脈）
- 輸出管（輸出細動脈）
- 糸球体
- 糸球体嚢（ボーマン嚢）
- 腎動脈の枝
- （濾過する）
- 毛細血管（腎静脈に続く）
- （再吸収する）
- 尿細管
- 尿
- 尿細管
- 集合管
- 小葉間動脈
- 小葉間静脈
- 毛細血管網
- 遠位直尿細管
- 乳頭管
- 糸球体嚢（ボーマン嚢）
- 尿細管
- 糸球体
- ヘンレのワナ（ヘンレ係蹄）
- ネフロン

SIDE MEMO 腎小体

尿の生成に関与する直径約0.2 mmの球形構造物．左右の腎臓でそれぞれ100万個以上を有している．
腎小体は毛細血管の集合である糸球体とそれを包むボーマン嚢からなる．糸球体には輸入細動脈から血液が入り，ここで濾過されて原尿が形成されている．

SIDE MEMO ネフロンと集合管系

腎単位ともいう．集合管系とは，腎の構造と機能上の単位．
腎小体（血液の濾過）と尿細管（再吸収と分泌）を合わせたもの．

1 泌尿器

4 尿管・膀胱・尿道

尿管，膀胱，尿道の全景

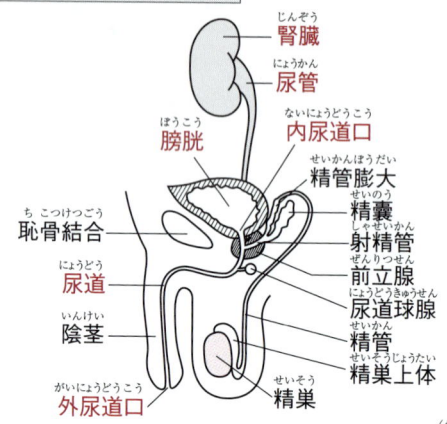

- 腎臓
- 尿管
- 膀胱
- 内尿道口
- 精管膨大
- 精嚢
- 恥骨結合
- 射精管
- 前立腺
- 尿道
- 尿道球腺
- 陰茎
- 精管
- 精巣上体
- 外尿道口
- 精巣

（細川・他[1]）

尿管

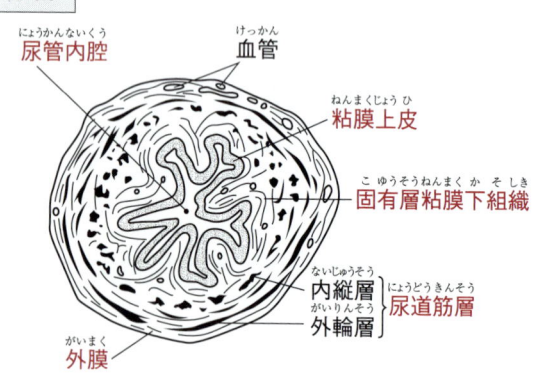

- 尿管内腔
- 血管
- 粘膜上皮
- 固有層粘膜下組織
- 内縦層
- 外輪層
- 尿道筋層
- 外膜

（細川・他[2]）

第11章 泌尿器・生殖器系

膀胱と尿道

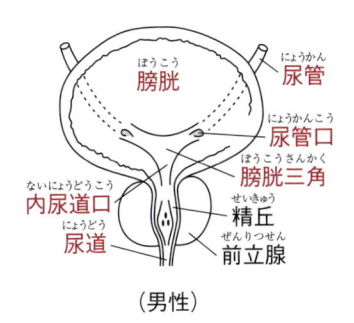

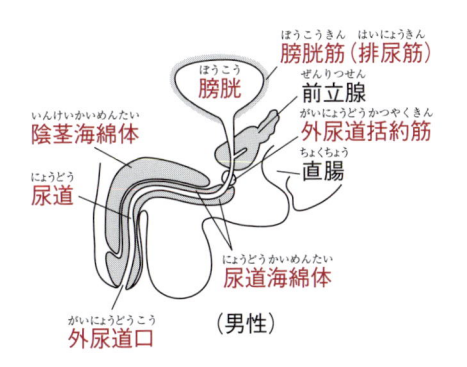

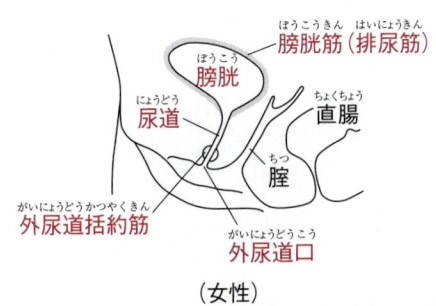

（男性）
- 膀胱
- 尿管
- 尿管口
- 膀胱三角
- 内尿道口
- 精丘
- 尿道
- 前立腺

（男性）
- 膀胱
- 膀胱筋（排尿筋）
- 前立腺
- 外尿道括約筋
- 陰茎海綿体
- 直腸
- 尿道
- 尿道海綿体
- 外尿道口

（女性）
- 膀胱
- 膀胱筋（排尿筋）
- 尿道
- 直腸
- 腟
- 外尿道括約筋
- 外尿道口

（佐藤・他[3]）

2 生殖器

1 女性生殖器

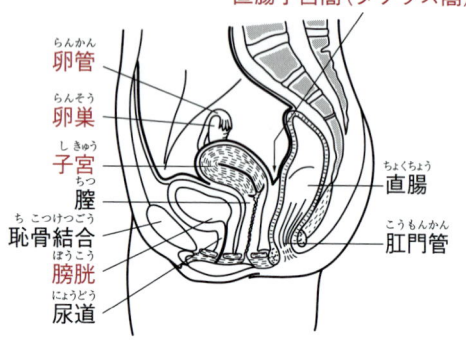

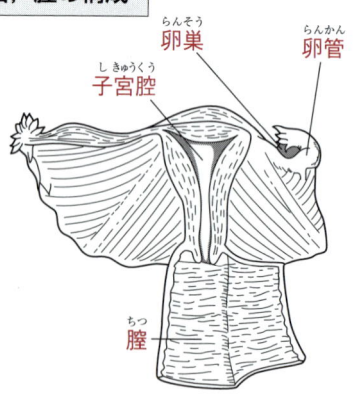

- 直腸子宮窩（ダグラス窩）
- 卵管
- 卵巣
- 子宮
- 腟
- 恥骨結合
- 膀胱
- 尿道
- 直腸
- 肛門管

卵管，子宮，腟の構成

- 卵巣
- 子宮腔
- 卵管
- 腟

SIDE MEMO **女性生殖器**

①卵巣，②卵管，③子宮，④腟

第11章 泌尿器・生殖器系

卵巣

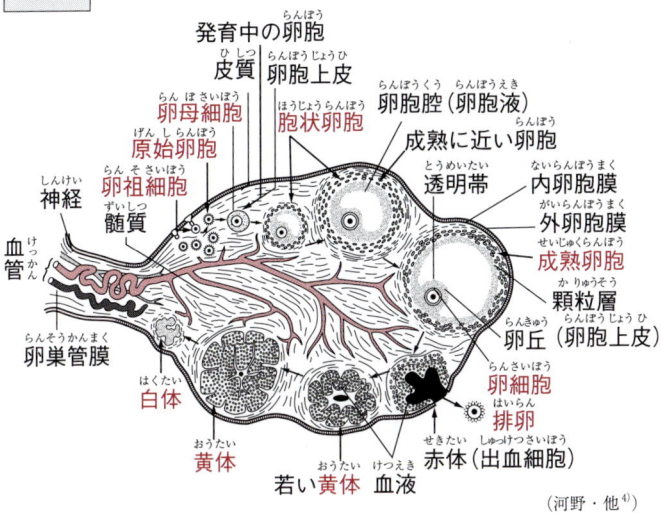

発育中の卵胞
皮質
卵胞上皮
卵母細胞
原始卵胞
胞状卵胞
卵胞腔（卵胞液）
成熟に近い卵胞
神経
卵祖細胞
透明帯
内卵胞膜
髄質
外卵胞膜
血管
成熟卵胞
顆粒層
卵巣管膜
卵丘（卵胞上皮）
白体
卵細胞
排卵
黄体
若い黄体　血液
赤体（出血細胞）

(河野・他[4])

子宮粘膜

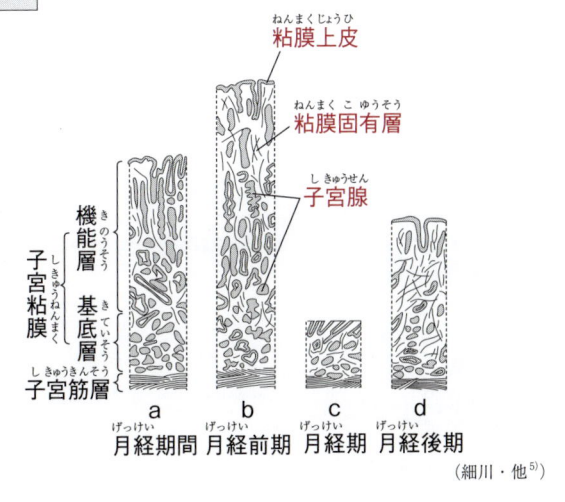

粘膜上皮
粘膜固有層
子宮腺
機能層
子宮粘膜
基底層
子宮筋層

a	b	c	d
月経期間	月経前期	月経期	月経後期

(細川・他[5])

2 男性生殖器

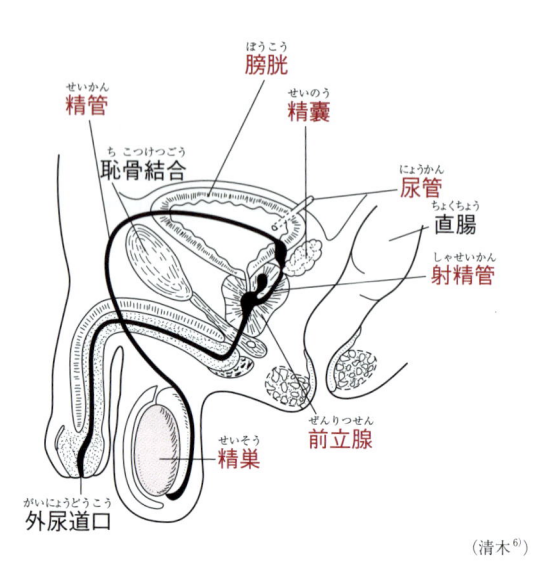

図中のラベル：
膀胱、精管、精嚢、恥骨結合、尿管、直腸、射精管、精巣、前立腺、外尿道口

(清木[6])

SIDE MEMO 男性生殖器

(1) 精子通路器官
　①精巣（1つ10g, 左側低位）
　・精巣内に精細管があり，精子をつくる．精細管（内径0.2 mm, 約80 cm）
　②精巣上体（15〜20本の精巣輸出管がつながる）
　③精管（40 cm）
　④陰茎（交接器）
(2) 生殖付属器官
　⑤精嚢
　⑥前立腺
　⑦尿道球腺

精巣

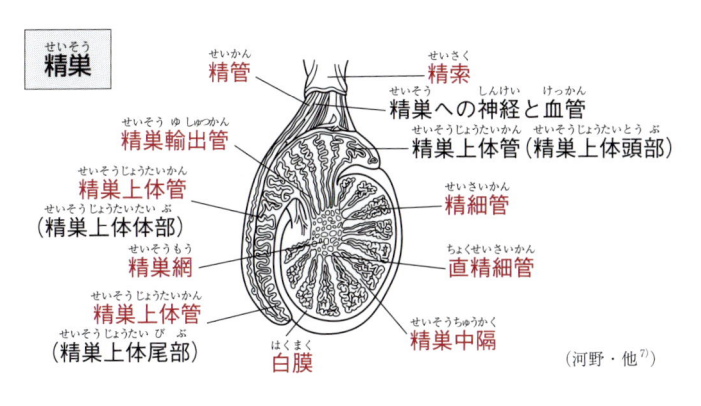

- 精管
- 精索
- 精巣への神経と血管
- 精巣輸出管
- 精巣上体管（精巣上体頭部）
- 精巣上体管（精巣上体体部）
- 精細管
- 精巣網
- 直精細管
- 精巣上体管（精巣上体尾部）
- 精巣中隔
- 白膜

(河野・他[7])

精細管と精子

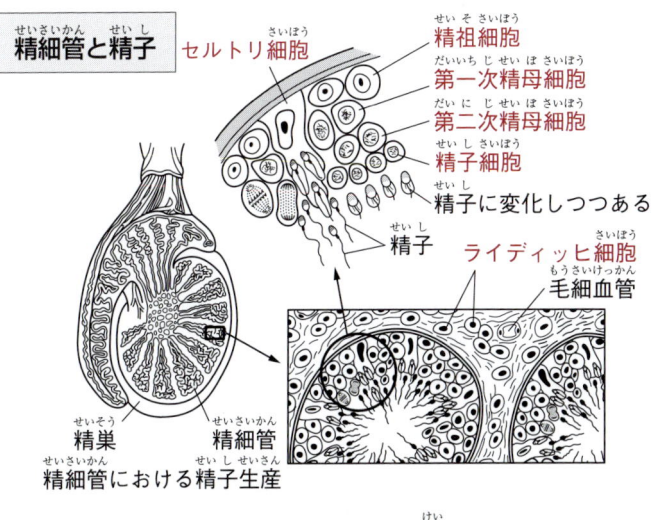

- セルトリ細胞
- 精祖細胞
- 第一次精母細胞
- 第二次精母細胞
- 精子細胞
- 精子に変化しつつある
- 精子
- ライディッヒ細胞
- 毛細血管

精巣　精細管
精細管における精子生産

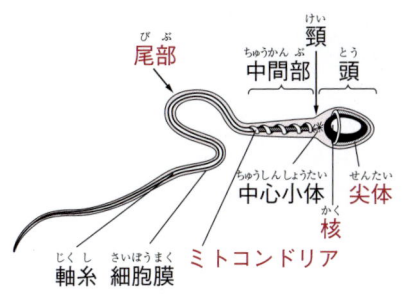

- 尾部
- 中間部
- 頸
- 頭
- 中心小体
- 尖体
- 核
- 軸糸　細胞膜
- ミトコンドリア

(河野・他[8])

2　生殖器

第12章
内分泌器系

1. 内分泌腺……………………………156
2. 視床下部・下垂体・松果体……158
3. 甲状腺・上皮小体（副甲状腺）…160
4. 副腎皮質・副腎髄質……………162
5. ランゲルハンス島（膵島）………163

1 内分泌腺

1 内分泌腺の定義

内分泌腺：ホルモンとよばれる分泌物を分泌する腺器官のこと．
（1）分泌物を導出する導管を欠く．
（2）ホルモンは毛細血管の血液中に分泌される．
（3）血流により全身に運ばれ血液循環を介してホルモンが作用する標的器官や標的組織に到達する．

SIDE MEMO　胸腺のホルモン

胸腺のホルモンには以下のものがある．
① サイモシン類
② サイモポイエチン
③ サイムリン
④ THF（胸腺体液因子）-$\gamma 2$
これらの胸腺ホルモンの標的細胞は，Tリンパ球や骨髄幹細胞であり，Tリンパ球の分化促進や成熟を促し，免疫機能を強化する作用がある．

2 内分泌腺の種類と位置

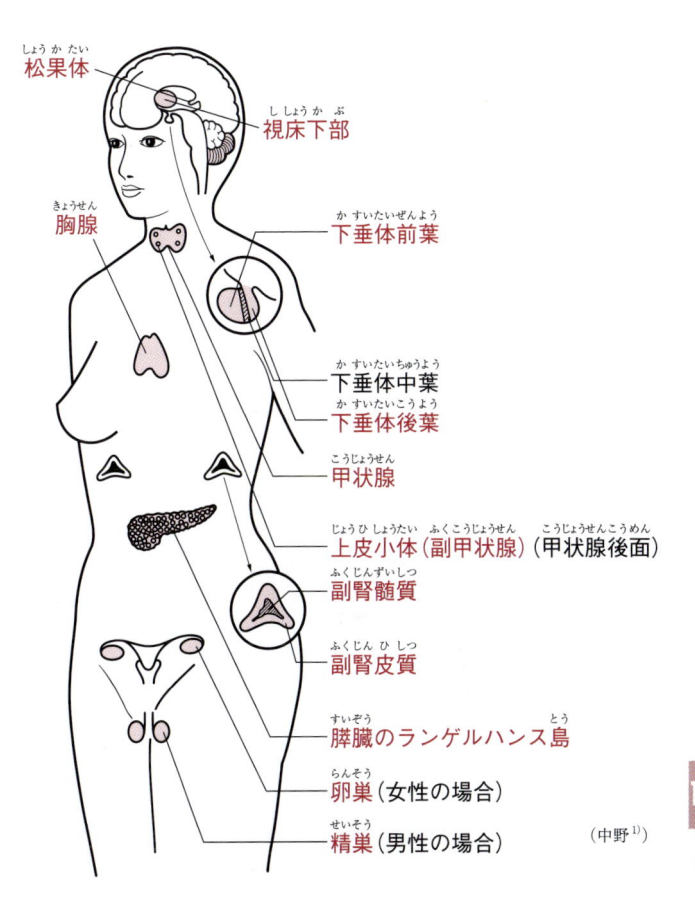

- 松果体
- 視床下部
- 胸腺
- 下垂体前葉
- 下垂体中葉
- 下垂体後葉
- 甲状腺
- 上皮小体（副甲状腺）（甲状腺後面）
- 副腎髄質
- 副腎皮質
- 膵臓のランゲルハンス島
- 卵巣（女性の場合）
- 精巣（男性の場合）

(中野[1])

2　視床下部・下垂体・松果体

1 視床下部，下垂体，松果体の全景

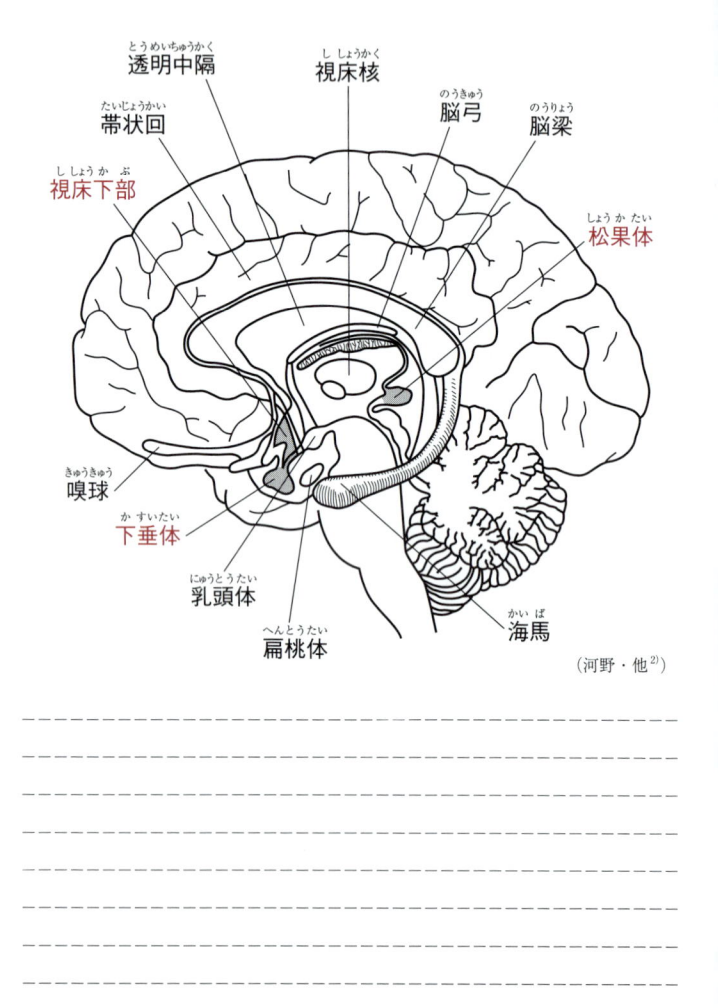

図中ラベル:
- 透明中隔
- 視床核
- 帯状回
- 脳弓
- 脳梁
- 視床下部
- 松果体
- 嗅球
- 下垂体
- 乳頭体
- 扁桃体
- 海馬

(河野・他[2])

2 視床下部と下垂体

外観

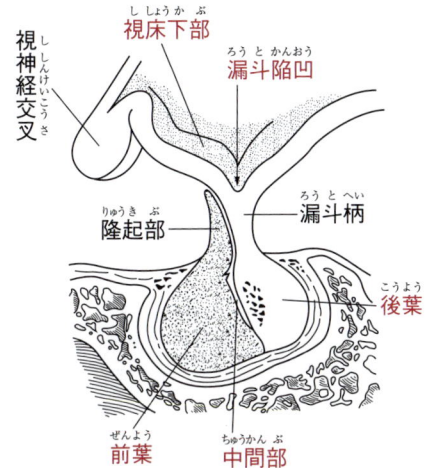

- 視神経交叉
- 視床下部
- 漏斗陥凹
- 隆起部
- 漏斗柄
- 後葉
- 前葉
- 中間部

(河野・他[3])

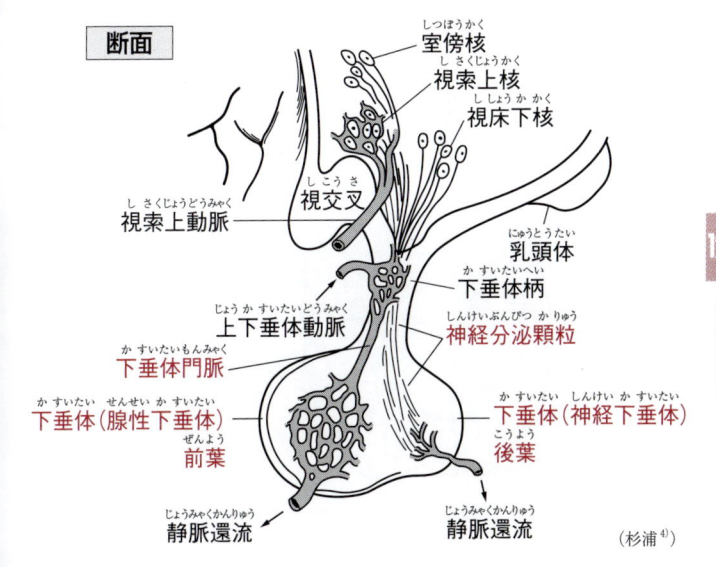

断面

- 室傍核
- 視索上核
- 視床下核
- 視索上動脈
- 視交叉
- 乳頭体
- 下垂体柄
- 上下垂体動脈
- 神経分泌顆粒
- 下垂体門脈
- 下垂体（腺性下垂体）前葉
- 下垂体（神経下垂体）後葉
- 静脈還流
- 静脈還流

(杉浦[4])

2 視床下部・下垂体・松果体

3 甲状腺・上皮小体（副甲状腺）

1 甲状腺と上皮小体（副甲状腺）の外観

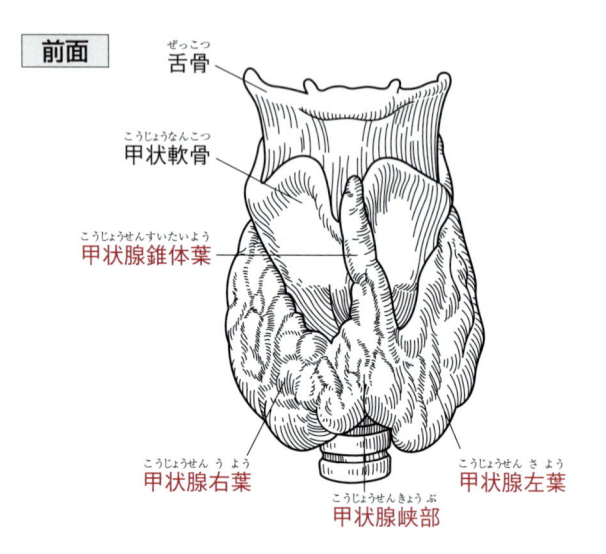

前面

- 舌骨
- 甲状軟骨
- 甲状腺錐体葉
- 甲状腺右葉
- 甲状腺峡部
- 甲状腺左葉

後面

- 甲状腺
- 上皮小体
- 食道

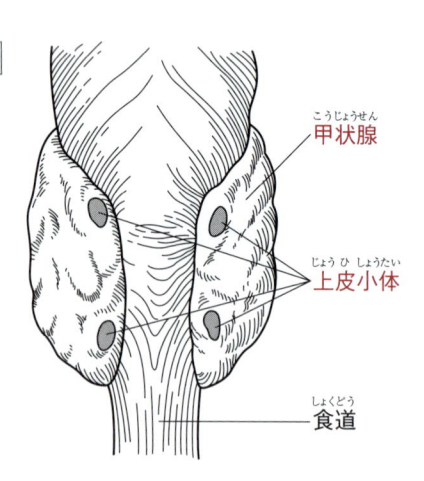

（河野・他[5]）

第12章 内分泌器系

2 濾胞

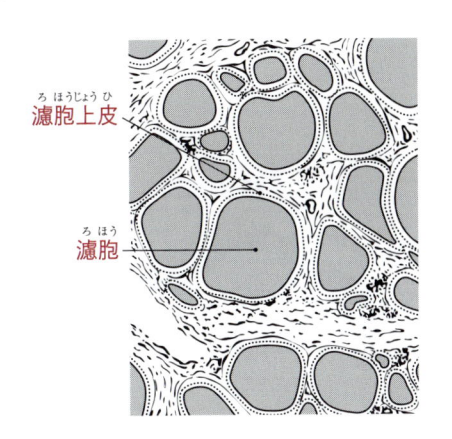

濾胞上皮

濾胞

(河野・他[6])

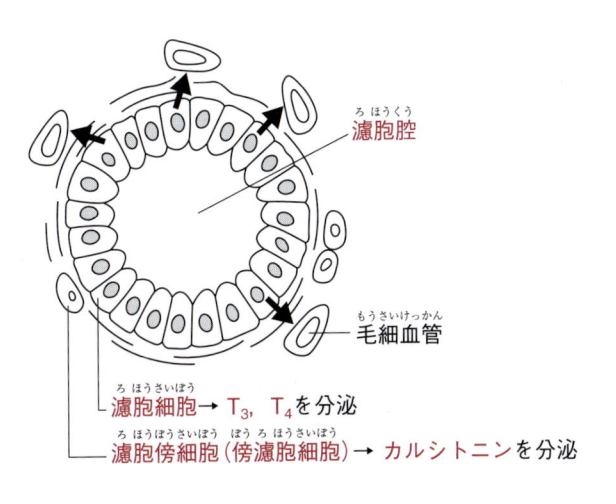

濾胞腔

毛細血管

濾胞細胞 → T_3, T_4を分泌
濾胞傍細胞(傍濾胞細胞) → カルシトニンを分泌

(佐藤・他[7])

3 甲状腺・上皮小体（副甲状腺）

4　副腎皮質・副腎髄質

1 副腎皮質と副腎髄質

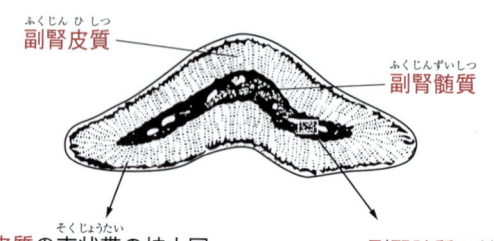

副腎皮質

副腎髄質

副腎皮質の束状帯の拡大図

副腎髄質の拡大図

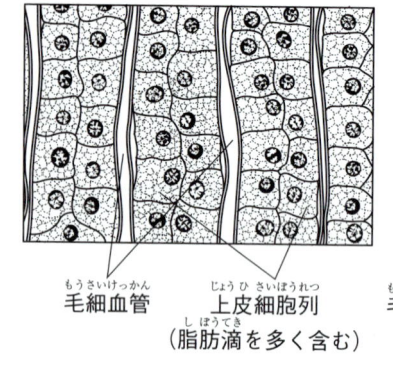

毛細血管　　上皮細胞列
　　　　　（脂肪滴を多く含む）

毛細血管　　　　　　　　神経節細胞
クロム親性(和)細胞
アドレナリンまたは
ノルアドレナリン(順不同)を含む

(河野・他[8])

5 ランゲルハンス島(膵島)

1 膵臓の全景とランゲルハンス島

膵臓の全景

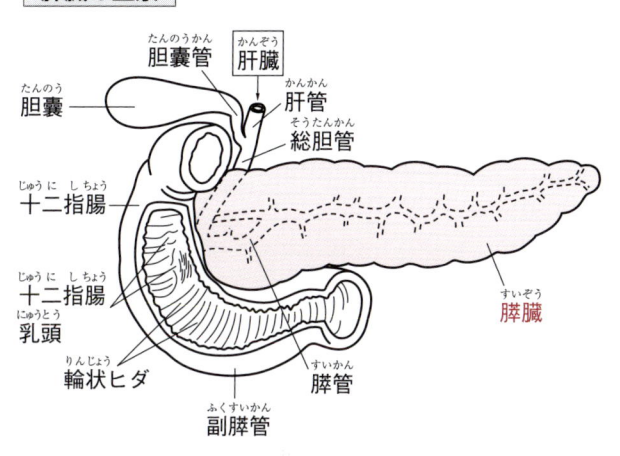

- 胆嚢管
- 肝臓
- 肝管
- 総胆管
- 胆嚢
- 十二指腸
- 十二指腸乳頭
- 輪状ヒダ
- 副膵管
- 膵管
- 膵臓

ランゲルハンス島

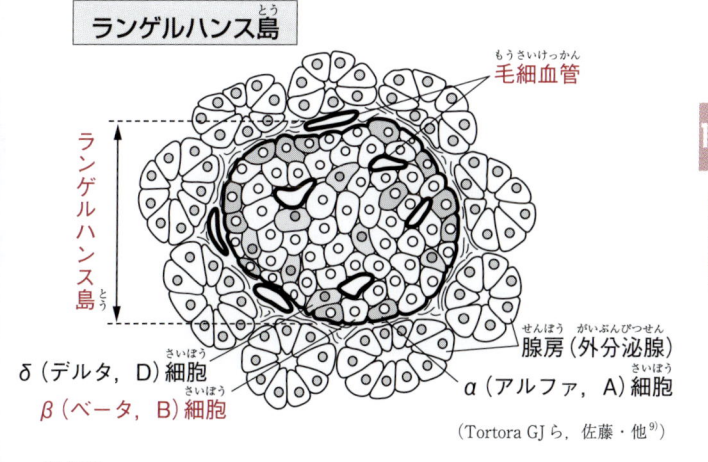

- 毛細血管
- ランゲルハンス島
- 腺房(外分泌腺)
- δ(デルタ, D)細胞
- β(ベータ, B)細胞
- α(アルファ, A)細胞

(Tortora GJら, 佐藤・他[9])

第13章
感覚器系

1. 皮膚……………………166
2. 聴覚器・平衡感覚器……168
3. 視覚器……………………171
4. 嗅覚器……………………174
5. 味覚器……………………175

1 皮膚

1 皮膚の構造

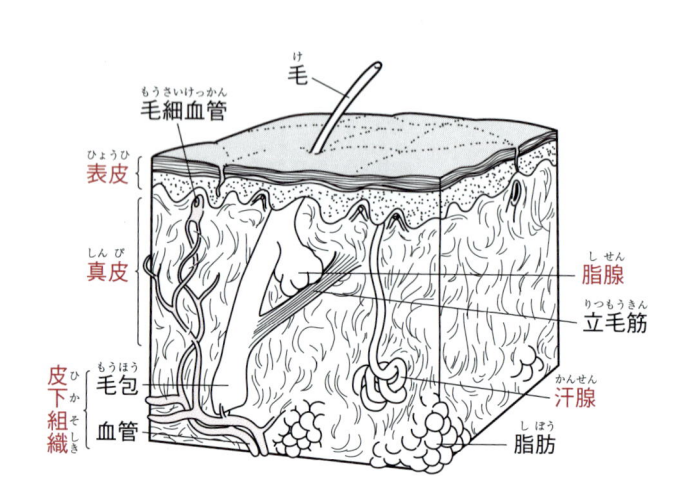

図中ラベル:
- 毛
- 毛細血管
- 表皮
- 真皮
- 皮下組織
- 脂腺
- 立毛筋
- 毛包
- 血管
- 汗腺
- 脂肪

皮膚の感覚装置(半模式図)

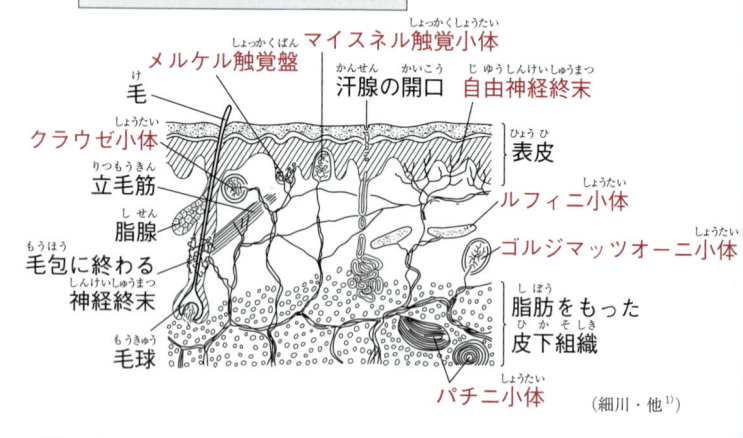

図中ラベル:
- マイスネル触覚小体
- メルケル触覚盤
- 汗腺の開口
- 自由神経終末
- 毛
- クラウゼ小体
- 表皮
- 立毛筋
- ルフィニ小体
- 脂腺
- ゴルジマッツオーニ小体
- 毛包に終わる神経終末
- 脂肪をもった皮下組織
- 毛球
- パチニ小体

(細川・他[1])

第13章 感覚器系

SIDE MEMO　皮膚の構造

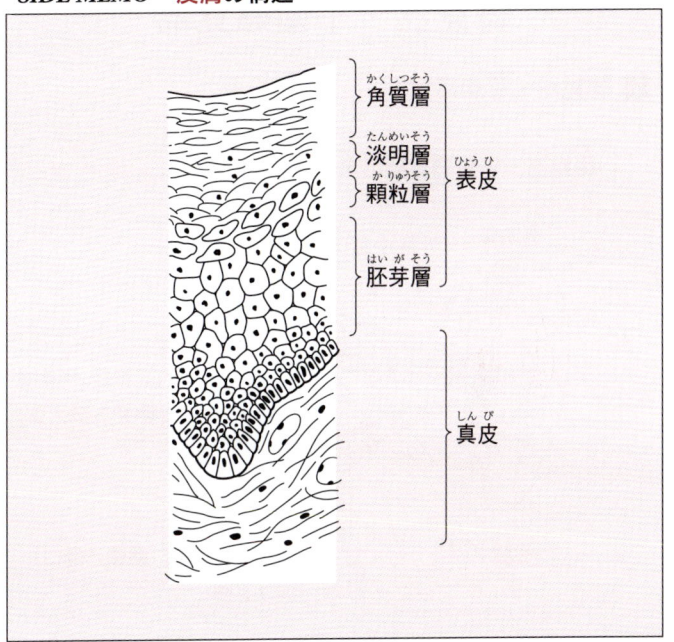

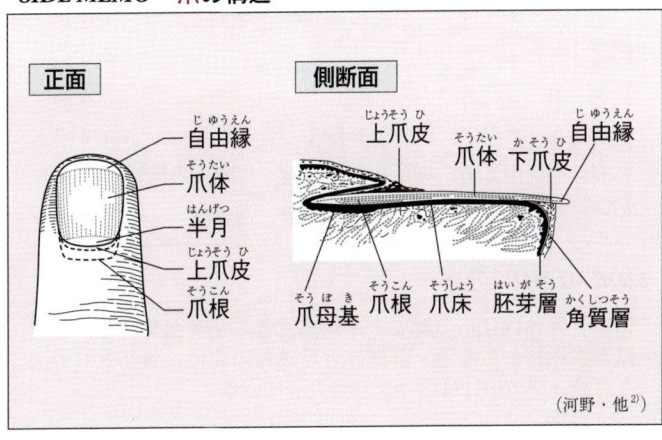

表皮
- 角質層
- 淡明層
- 顆粒層
- 胚芽層

真皮

SIDE MEMO　爪の構造

正面
- 自由縁
- 爪体
- 半月
- 上爪皮
- 爪根

側断面
- 上爪皮
- 爪体
- 自由縁
- 下爪皮
- 爪母基
- 爪根
- 爪床
- 胚芽層
- 角質層

(河野・他[2])

1　皮膚

2 聴覚器・平衡感覚器

1 聴覚器・平衡感覚器

聴覚器・平衡感覚器の全景

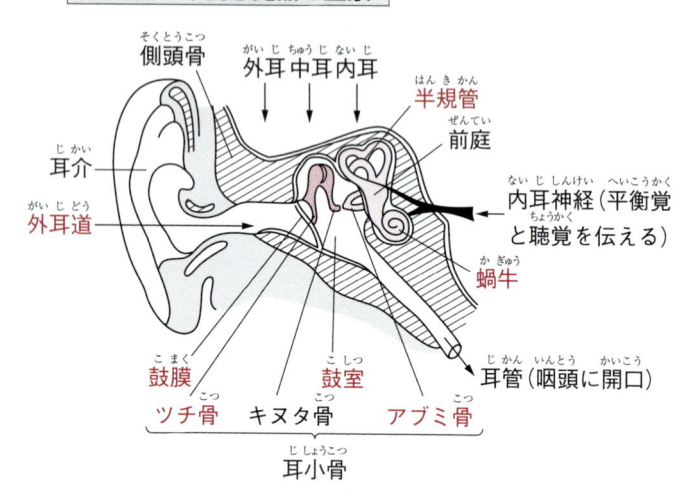

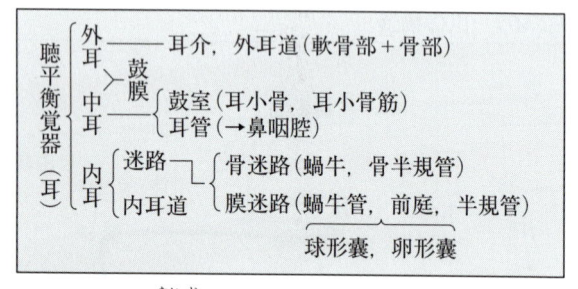

側頭骨
外耳 中耳 内耳
半規管
前庭
耳介
内耳神経(平衡覚と聴覚を伝える)
外耳道
蝸牛
鼓膜
鼓室
耳管(咽頭に開口)
ツチ骨　キヌタ骨　アブミ骨
耳小骨

```
聴平衡覚器(耳) ┬ 外耳 ── 耳介, 外耳道(軟骨部＋骨部)
              │  }鼓膜
              ├ 中耳 ── 鼓室(耳小骨, 耳小骨筋)
              │        耳管(→鼻咽腔)
              └ 内耳 ┬ 迷路 ┬ 骨迷路(蝸牛, 骨半規管)
                    │      └ 膜迷路(蝸牛管, 前庭, 半規管)
                    └ 内耳道             球形嚢, 卵形嚢
```

SIDE MEMO　内耳

側頭骨錐体内にある聴覚・平衡感覚器の主要部であり，骨迷路と膜迷路からなる．骨迷路と膜迷路の間には外リンパが入り，膜迷路の中には内リンパが入っている．

内耳の構造

- 骨半規管
- 膜半規管
- 卵形嚢
- 前庭
- 球形嚢
- 蝸牛
- 半規管
- 前庭窓
- アブミ骨
- 蝸牛窓
- 蝸牛管

■ 骨迷路
□ 膜迷路

蝸牛の構造

- 前庭窓(卵円窓)
- 球形嚢
- 蝸牛管
- 蝸牛軸
- 蝸牛神経
- ラセン神経節
- 蝸牛窓(正円窓)
- 鼓室階
- 前庭階
- 蝸牛孔
- 側頭骨

上階：前庭階
中2階：蝸牛管

- コルチ器
- 前庭膜
- 蓋膜
- ラセン神経節
- 基底板
- 骨ラセン板

下階：鼓室階

(河野・他[3])

2 聴覚器・平衡感覚器

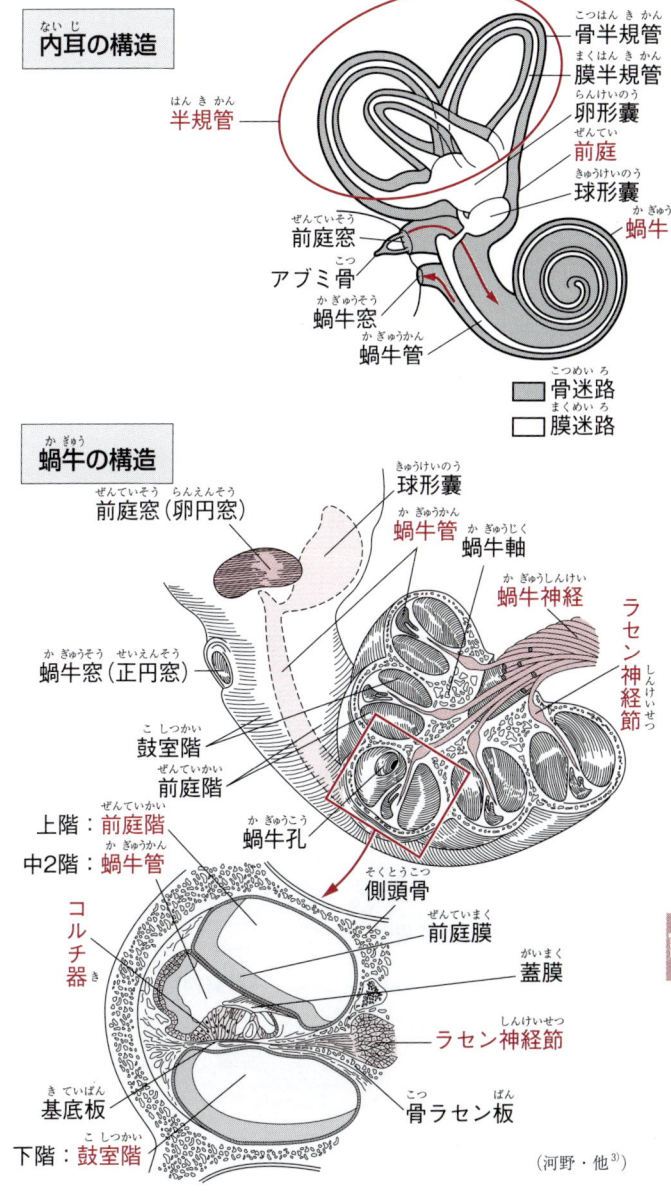

前庭の構造と平衡斑

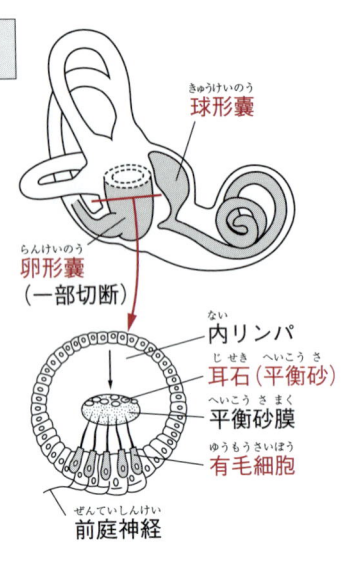

- 球形嚢
- 卵形嚢（一部切断）
- 内リンパ
- 耳石（平衡砂）
- 平衡砂膜
- 有毛細胞
- 前庭神経

半規管の構造と膨大部

- 前半規管
- 前半規管（骨迷路）
- 後半規管
- 膨大部
- 前庭神経
- 外側半規管
- 膨大部頂（小帽）
- 前庭神経
- 感覚毛
- 有毛細胞

(河野・他[4])

3 視覚器

1 眼球

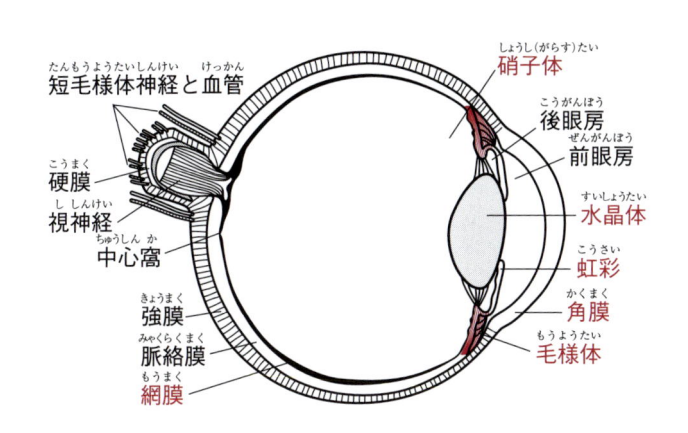

図の名称:
- 短毛様体神経と血管
- 硬膜
- 視神経
- 中心窩
- 強膜
- 脈絡膜
- 網膜
- 硝子体
- 後眼房
- 前眼房
- 水晶体
- 虹彩
- 角膜
- 毛様体

SIDE MEMO 眼瞼と結膜

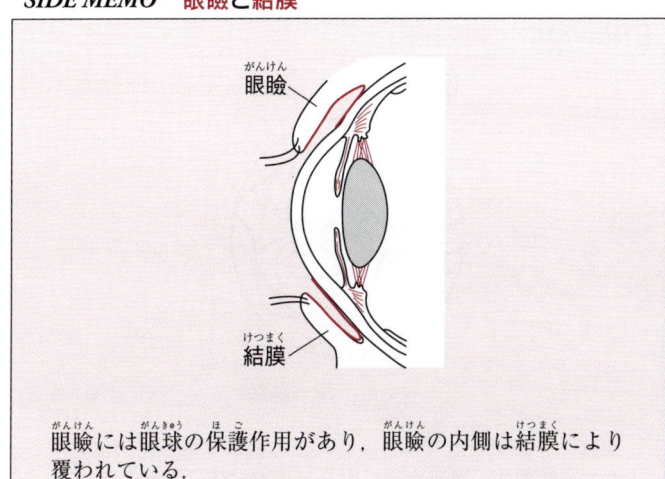

- 眼瞼
- 結膜

眼瞼には眼球の保護作用があり，眼瞼の内側は結膜により覆われている．

網膜の構造

入射光

- グリア細胞（ミュラー細胞）
- 神経線維
- 神経節細胞
- アマクリン細胞
- 双極細胞
- 水平細胞
- 杆状体細胞
- 錐状体細胞
- 色素細胞
- 血管

神経節細胞層 ／ 内顆粒層 ／ 視細胞層 → 神経部

網膜 ｜ 脈絡膜 ｜ 強膜

（佐藤・他[5]）

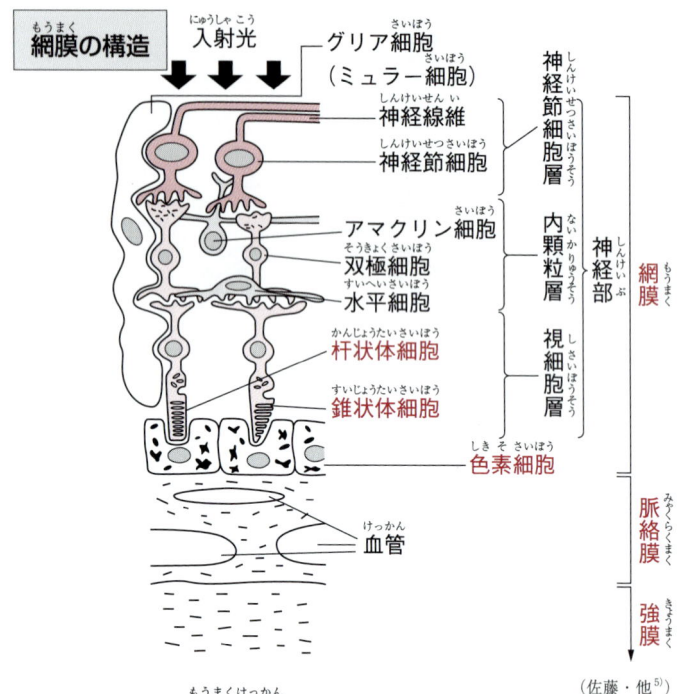

SIDE MEMO　網膜血管

- 乳頭部
- 黄斑
- 中心窩

（赤＝動脈，黒＝静脈）　　（佐藤・他[5]）

網膜に分布する血管は眼底鏡により観察する．乳頭部の中心から網膜中心動脈が出ており，網膜全体に分布する．

2 外眼筋

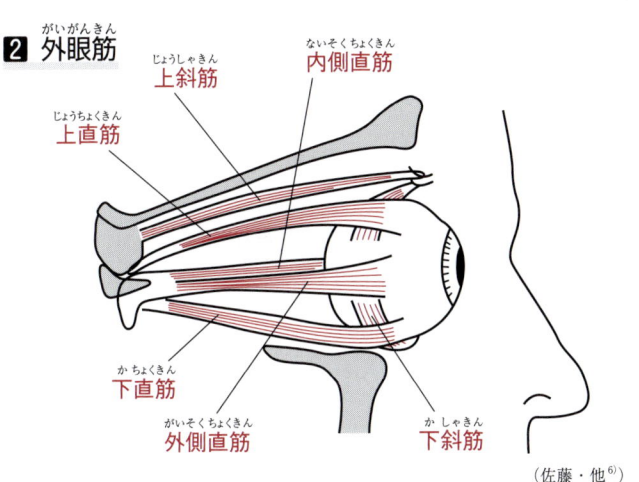

上斜筋 / 内側直筋 / 上直筋 / 下直筋 / 外側直筋 / 下斜筋

(佐藤・他[6])

・外眼筋は6つ

外眼筋	神経支配	機能
上直筋	動眼神経	眼球を上方，下方に回転させ，内側方向へ
下直筋	動眼神経	
内側直筋	動眼神経	眼球を内側，外側へ回転
外側直筋	外転神経	
上斜筋	滑車神経	眼球を上方，下方に回転
下斜筋	動眼神経	

SIDE MEMO 視細胞（杆状体細胞と錐状体細胞）

網膜内に存在する先端がディスク状に重なった視細胞
・杆状体細胞（ロド）はロドプシンを含み，暗いところで明暗や形を識別する（暗所視）．
・錐状体細胞（コーン）はヨドプシンを含み，明るいところで色や形を識別する（明所視）．

SIDE MEMO ロドプシン，ヨドプシン

視細胞内の感光色素．ロドプシンとヨドプシンはタンパク質（オプシン）とビタミンA（レチナール）の複合体で光を吸収する．

4 嗅覚器

1 鼻腔構造と嗅覚器

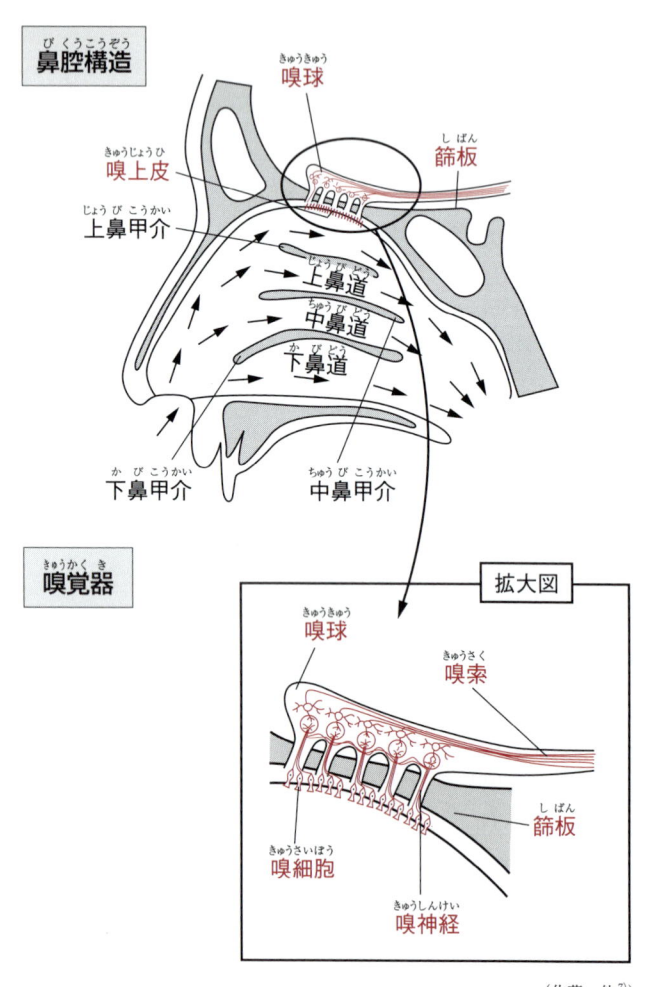

鼻腔構造

- 嗅球
- 嗅上皮
- 篩板
- 上鼻甲介
- 上鼻道
- 中鼻道
- 下鼻道
- 下鼻甲介
- 中鼻甲介

嗅覚器

拡大図
- 嗅球
- 嗅索
- 篩板
- 嗅細胞
- 嗅神経

(佐藤・他[7])

5 味覚器

1 舌の構造と味蕾

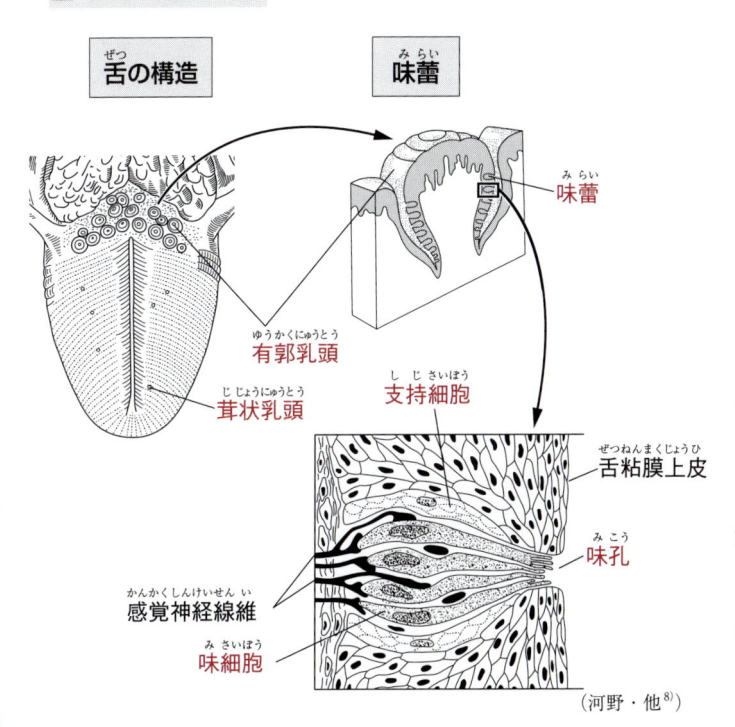

舌の構造

味蕾

味蕾

有郭乳頭

茸状乳頭

支持細胞

舌粘膜上皮

味孔

感覚神経線維

味細胞

（河野・他[8]）

SIDE MEMO　味覚の神経支配

味刺激は味細胞が感受し，舌前2/3は顔面神経に，舌後1/3は舌咽神経に伝達される．
味蕾は有郭乳頭に最も多いが，茸状乳頭や舌下面，喉頭蓋や咽頭壁にも散在する．

文献

第1章 解剖学総論
1) 渡辺正仁監修：理学療法士・作業療法士のための解剖学. 第2版, 廣川書店, 1995, p4.

第2章 骨格系
1) 松村讓兒：イラスト解剖学. 中外医学社, 1998, p26.

第3章 関節と靱帯
1) 島田眞久：看護学生のための自己学習 解剖生理学. 改訂2版, 金芳堂, 1995, p55.
2) 松村讓兒：イラスト解剖学. 中外医学社, 1998, p30.
3) 渡辺正仁監修：理学療法士・作業療法士のための解剖学. 第2版, 廣川書店, 1995, p144.
4) 藤田恒太郎：人体解剖学. 改訂第41版, 南江堂, 1993, p88.
5) 星野一正：臨床に役立つ生体の観察. 第2版, 医歯薬出版, 1998, p356.
6) Kahle W et al.：Taschenatlas der Anatomie. Band 1, 1975.
7) 藤田恒太郎：人体解剖学. 改訂第41版, 南江堂, 1993, p96, 97.

第4章 筋系
1) 中村隆一・他：基礎運動学. 第6版, 医歯薬出版, 2003, p69.
2) 渡辺正仁監修：理学療法士・作業療法士のための解剖学. 第2版, 廣川書店, 1995, p180.
3) 佐藤達夫・他：解剖生理学. 医歯薬出版, 1998, p32.
4) 清木勘治：人体解剖学ノート. 改訂5版, 金芳堂, 1997, p89.
5) 佐藤達夫・他：解剖生理学. 医歯薬出版, 1998, p34
6) 中村隆一・他：基礎運動学. 第6版, 医歯薬出版, 2003, p255.
7) 中村隆一・他：基礎運動学. 第6版, 医歯薬出版, 2003, p256.
8) 中村隆一・他：基礎運動学. 第6版, 医歯薬出版, 2003, p252.

第5章 筋の付着と神経支配
1) 佐藤達夫・他：解剖生理学. 医歯薬出版, 1998, p29.
2) 佐藤達夫・他：解剖生理学. 医歯薬出版, 1998, p28.
3) 佐藤達夫・他：解剖生理学. 医歯薬出版, 1998, p32.
4) 佐藤達夫・他：解剖生理学. 医歯薬出版, 1998, p34.

第6章 中枢神経系
1) 京都工芸繊維大学大学院工芸科学研究科：ホームページ.
2) 杉浦和朗：イラストによる中枢神経系の理解. 第3版, 医歯薬出版, 1998, p77.
3) 細川 宏・他：簡明解剖学. 第4回改訂, 医歯薬出版, 1968, p123.
4) 中野昭一編：図説ヒトのからだ. 医歯薬出版, 1998, p184.
5) 中野昭一編：図説ヒトのからだ. 医歯薬出版, 1998,

p182.
6) 中野昭一編：図説ヒトのからだ. 医歯薬出版, 1998, p182.

第7章　末梢神経系
1) 松村讓兒：イラスト解剖学. 中外医学社, 1998, p505.
2) Lanz von T, Wachsmuth W : parkische Anatomie. Bd.1/2. -4. Springer,Berlin,1955-1972.
3) 渡辺正仁監修：理学療法士・作業療法士のための解剖学. 第2版, 廣川書店, 1995, p316.
4) 渡辺正仁監修：理学療法士・作業療法士のための解剖学. 第2版, 廣川書店, 1995, p318.
5) 渡辺正仁監修：理学療法士・作業療法士のための解剖学. 第2版, 廣川書店, 1995, p319.

第8章　循環器系
1) 中野昭一編：図説ヒトのからだ. 医歯薬出版, 1998, p72.
2) 中野昭一編：図説ヒトのからだ. 医歯薬出版, 1998, p82.

第9章　呼吸器系
1) 河野邦雄・他：東洋療法学校協会(編)解剖学. 医歯薬出版, 1991, p129.
2) 細川　宏・他：簡明解剖学. 第4回改訂, 医歯薬出版, 1968, p51.
3) 細川　宏・他：簡明解剖学. 第4回改訂, 医歯薬出版, 1968, p51.
4) 島田眞久：看護学生のための自己学習　解剖生理学. 改訂2版, 金芳堂, 1995, p62.
5) 細川　宏・他：簡明解剖学. 第4回改訂, 医歯薬出版, 1968, p45.
6) 細川　宏・他：簡明解剖学. 第4回改訂, 医歯薬出版, 1968, p50.
7) 河野邦雄・他：東洋療法学校協会(編)解剖学. 医歯薬出版, 1991, p133.

第10章　消化器系
1) 島田眞久：看護学生のための自己学習　解剖生理学. 改訂2版, 金芳堂, 1995, p114.
2) 細川　宏・他：簡明解剖学. 第4回改訂, 医歯薬出版, 1968, p59.
3) 河野邦雄・他(堺　章原図)：東洋療法学校協会(編)解剖学. 医歯薬出版, 1991, p117.
4) 細川　宏・他：簡明解剖学. 第4回改訂, 医歯薬出版, 1968, p63.
5) 佐藤達夫・他：解剖生理学. 医歯薬出版, 1987, p118.
6) 河野邦雄・他：東洋療法学校協会(編)解剖学. 医歯薬出版, 1991, p111.
7) 細川　宏・他：簡明解剖学. 第4回改訂, 医歯薬出版, 1968, p65.
8) 細川　宏・他：簡明解剖学. 第4回改訂, 医歯薬出版, 1968, p57.
9) 河野邦雄・他：東洋療法学校協会(編)解剖学. 医歯薬出版, 1991, p125.

第11章　泌尿器・生殖器系
1) 細川　宏・他：簡明解剖学. 第4回改訂, 医歯薬出版, 1968, p77.

2) 細川　宏・他：簡明解剖学. 第4回改訂, 医歯薬出版, 1968, p79.
3) 佐藤昭夫・他：人体の構造と機能. 医歯薬出版, 2002, 193-194.
4) 河野邦雄・他：東洋療法学校協会（編）解剖学. 医歯薬出版, 1991, p88.
5) 細川　宏・他：簡明解剖学. 第4回改訂, 医歯薬出版, 1968, p88.
6) 清木勘治：人体解剖学ノート. 改訂5版, 金芳堂, 1997, p176.
7) 河野邦雄・他：東洋療法学校協会（編）解剖学. 医歯薬出版, 1991, p141.
8) 河野邦雄・他：東洋療法学校協会（編）解剖学. 医歯薬出版, 1991, p142.

第12章　内分泌器系
1) 中野昭一編：図説ヒトのからだ. 医歯薬出版, 1998, p234.
2) 河野邦雄・他：東洋療法学校協会（編）解剖学. 医歯薬出版, 1991, p199.
3) 河野邦雄・他：東洋療法学校協会（編）解剖学. 医歯薬出版, 1991, p154.
4) 杉浦和朗：イラストによる中枢神経系の理解. 第3版, 医歯薬出版, 1998, p71.
5) 河野邦雄・他：東洋療法学校協会（編）解剖学. 医歯薬出版, 1991, p157.
6) 河野邦雄・他：東洋療法学校協会（編）解剖学. 医歯薬出版, 1991, p157.
7) 佐藤昭夫・他：人体の構造と機能. 医歯薬出版, 2002, p333.
8) 河野邦雄・他：東洋療法学校協会（編）解剖学. 医歯薬出版, 1991, p158.
9) Tortora GJ et al.：Principeles of Anatomy and Physiology. 5th ed., Harper & Row, 1987.（佐藤昭夫・他：人体の構造と機能. 医歯薬出版, 2002, p336.）

第13章　感覚器系
1) 細川　宏・他：簡明解剖学. 第4回改訂, 医歯薬出版, 1968, p138.
2) 河野邦雄・他：東洋療法学校協会（編）解剖学. 医歯薬出版, 1991, p241.
3) 河野邦雄・他：東洋療法学校協会（編）解剖学. 医歯薬出版, 1991, p237.
4) 河野邦雄・他：東洋療法学校協会（編）解剖学. 医歯薬出版, 1991, p237.
5) 佐藤昭夫・他：人体の構造と機能. 医歯薬出版, 2002, p246.
6) 佐藤昭夫・他：人体の構造と機能. 医歯薬出版, 2002, p247.
7) 佐藤昭夫・他：人体の構造と機能. 医歯薬出版, 2002, p258.
8) 河野邦雄・他：東洋療法学校協会（編）解剖学. 医歯薬出版, 1991, p238.

索引

あ
アウエルバッハ神経 …………………… 140
アキレス腱 …………………… 5, 58, 69
アクチン …………………… 47
アスパラギン酸 …………………… 75
アセチルコリン …………………… 75
アドレナリン …………………… 75, 162
アブミ骨 …………………… 168
アマクリン細胞 …………………… 172
アランチウス管 …………………… 107
足 ⇨足（そく）の項も見よ …………………… 26
甘味 …………………… 132
鞍関節 …………………… 29

い
胃 …………………… 104, 114, 118, 135
胃角 …………………… 136
胃小窩 …………………… 136
胃体部 …………………… 136
胃底 …………………… 135
胃底腺 …………………… 136
胃・十二指腸動脈 …………………… 114
移行上皮 …………………… 8
咽頭 …………………… 6, 125, 132
咽頭扁桃 …………………… 126
陰茎 …………………… 148
陰茎海綿体 …………………… 149
陰部神経 …………………… 98
陰部神経叢 …………………… 92
陰部大腿神経 …………………… 97

う
ウィリス動脈輪 …………………… 112
ウェルニッケ中枢 …………………… 78
右心耳 …………………… 109
右心室 …………………… 106
右心房 …………………… 106
右葉 …………………… 142
羽状筋 …………………… 48
烏口肩峰靱帯 …………………… 35

烏口鎖骨靱帯 …………………… 35
烏口上腕靱帯 …………………… 35
烏口突起 …………………… 21, 35
烏口腕筋 …………………… 65, 95
腕 ⇨腕（わん）の項も見よ …………………… 54
運動軸 …………………… 25
運動性言語中枢 …………………… 78
運動領 …………………… 78

え
エナメル質 …………………… 132
腋窩神経 …………………… 83, 93, 94
腋窩動脈 …………………… 110
腋窩リンパ節 …………………… 120
円回内筋 …………………… 54, 67, 96
円錐靱帯 …………………… 35
延髄 …………………… 77, 88, 101

お
オトガイ筋 …………………… 49
オトガイ孔 …………………… 12
オトガイ動脈 …………………… 111
オトガイ隆起 …………………… 12
オリーブ …………………… 80
オリーブ核 …………………… 89
オリーブ小脳路 …………………… 89
オリーブ脊髄路 …………………… 89
黄色靱帯 …………………… 32
黄体 …………………… 151
黄斑 …………………… 172
横隔神経 …………………… 83, 92
横隔膜 …………………… 16, 53, 108, 118, 124, 135, 142
横隔膜貫通部 …………………… 135
横行結腸 …………………… 135
横行結腸間膜 …………………… 137
横束 …………………… 60
横突起 …………………… 15
横突孔 …………………… 31
横紋 …………………… 46

索引 179

か

- カルシトニン ……………………………… 161
- 下顎骨 ……………………………………… 12
- 下関節突起 ………………………………… 15
- 下丘 ………………………………………… 82
- 下行結腸 ………………………………118, 135
- 下行性伝導路 ……………………………… 86
- 下肢 ……………………… 5, 69, 99, 107, 115, 119
- 下歯槽動脈 ………………………………… 111
- 下斜筋 ……………………………………… 173
- 下小脳脚 …………………………………… 81
- 下神経幹 …………………………………… 93
- 下垂体 ………………………………… 79, 158
- 下双子筋 ……………………………… 70, 98
- 下腿 ………………………………………… 69
- 下腿骨間膜 ………………………………… 41
- 下大静脈 ………… 106, 116, 137, 142, 146
- 下腸間膜静脈 …………………………… 118
- 下腸間膜動脈 ………………………… 16, 104
- 下直筋 ……………………………………… 173
- 下殿神経 …………………………………… 98
- 下鼻甲介 ……………………… 12, 125, 174
- 下鼻道 ……………………………………… 174
- 下葉 …………………………………… 124, 129
- 仮肋 ………………………………………… 18
- 嗅ぎタバコ入れ …………………………… 5
- 蝸牛 ………………………………………… 168
- 蝸牛軸 ……………………………………… 169
- 蝸牛神経 …………………………………… 169
- 蝸牛窓 ……………………………………… 169
- 下環窩 ……………………………………… 24
- 顆間隆起 …………………………………… 25
- 顆状関節 …………………………………… 29
- 顆粒層 ………………………………… 151, 167
- 介在板 ……………………………………… 46
- 回外筋 ………………………………… 67, 95
- 回旋枝 ……………………………………… 109
- 回腸 …………………………………… 135, 139
- 回盲弁 ……………………………………… 141
- 海馬 ………………………………………… 158
- 海綿質 ……………………………………… 11
- 外果 …………………………………… 25, 43
- 外眼筋 ……………………………………… 173
- 外頸上腸動脈 ……………………………… 111

- 外耳 ………………………………………… 168
- 外耳道 ……………………………………… 168
- 外縦走筋層 ………………………………… 139
- 外側顆 ………………………………… 24, 41
- 外側胸動脈 ………………………………… 113
- 外側楔状骨 ………………………………… 26
- 外側広筋 …………………………… 5, 58, 99
- 外側溝 ……………………………………… 78
- 外側膝状体 ………………………………… 82
- 外側手根側副靱帯 ………………………… 39
- 外側上顆 …………………………………… 22
- 外側神経束 ………………………………… 93
- 外側脊髄視床路 …………………………… 86
- 外側足底神経 …………………………… 100
- 外側足底動脈 …………………………… 115
- 外側大腿皮神経 ………………………… 97
- 外側直筋 …………………………………… 173
- 外側頭 …………………………………… 100
- 外側半規管 ……………………………… 170
- 外側半月 …………………………………… 41
- 外側皮質脊髄路 …………………………… 86
- 外側翼突筋 ………………………………… 50
- 外側輪状披裂筋 ………………………… 127
- 外転神経 ……………………………… 80, 101
- 外尿道口 …………………………………… 148
- 外胚葉 ……………………………………… 6
- 外反足 ……………………………………… 43
- 外鼻孔 ……………………………………… 125
- 外腹斜筋 ……………………………… 51, 58
- 外分泌腺 …………………………………… 163
- 外閉鎖筋 ……………………………… 70, 99
- 外膜 ……………………… 110, 129, 140, 148
- 外肋間筋 …………………………………… 62
- 蓋膜 ………………………………………… 169
- 角質層 ……………………………………… 167
- 角膜 ………………………………………… 171
- 核 ………………………………………… 46, 153
- 核小体 …………………………………… 7, 74
- 顎下腺 ……………………………………… 133
- 顎舌骨筋 …………………………………… 51
- 顎二腹筋 …………………………………… 51
- 肩 ⇨肩（けん）の項も見よ ………… 54
- 括約筋 ……………………………………… 136
- 滑液包 ………………………………… 37, 41

滑車神経	80, 101
滑膜	28
滑膜性腱鞘	57
辛味	132
汗腺	166
肝管	138, 163
肝細胞索	142
肝小葉	142
肝静脈	118
肝臓	6, 104, 118, 135, 142, 163
肝動脈	107
肝門	142
杆状体細胞	172
冠状動脈	108
冠状縫合	13
間脳	77, 104
間膜	141
寛骨	10, 20
寛骨臼	20, 41
感覚神経節	6
感覚神経線維	175
感覚毛	170
関節	28
関節円板	28, 33
関節窩	28
関節腔	28
関節頭	28
関節軟骨	11, 28
関節半月	41
関節包	11, 28, 33
環軸関節	30
環椎	14, 31
環椎横靱帯	31
環椎後結節	31
環椎後頭関節	31
環椎十字靱帯	31
含気骨	11
眼球	171
眼瞼	171
眼動脈	112
眼輪筋	49
顔面筋	49
顔面神経	80, 101
顔面動脈	111

き

キヌタ骨	168
気管	104, 124, 135
気管支	124, 129
気管腺	129
気管軟骨	129
気管分岐部	135
気道	128
希突起膠細胞	74
奇静脈	116
基節骨	22, 26
基底層	151
基底板	169
基底膜	140
機能層	151
臼蓋角	24
臼状関節	29
球関節	29
球形嚢	169
球状核	82
嗅覚器	174
嗅球	158, 174
嗅細胞	174
嗅索	174
嗅上皮	174
嗅神経	101, 174
距骨	26, 42
距骨下関節	42
距踵舟関節	42
鋸筋	48
胸管	106, 120
胸筋神経	83
胸肩峰動脈	113
胸骨	16, 33, 52
胸骨下角	33
胸骨角平面	16
胸骨上縁	135
胸骨体	10, 18
胸骨柄	10, 18
胸鎖関節	30, 33
胸鎖乳突筋	51, 62
胸神経	96
胸髄	83, 96, 104
胸腺	156

胸大動脈	110
胸椎	14, 16
胸部	17, 33, 52
胸膜	6, 129
胸腰筋膜	64
胸肋関節	33
強膜	171
橋	77
橋核	89
橋核小脳路	89
橋核路	89
橋腕	82
頬筋	49
頬骨	12
局所解剖学的数値	3
棘下窩	21
棘下筋	54, 64
棘間靱帯	31
棘上窩	21
棘上筋	64
棘上靱帯	31
棘突起	15
筋	6, 46
筋間神経	140
筋原線維	46
筋周膜	47
筋上膜	47
筋線維	46
筋層	140
筋内膜	47
筋皮神経	83, 93

く

クラウゼ小体	166
クロム親性細胞	162
グリア細胞	172
グルタミン酸	75
空腸	135, 139
屈筋支帯	57, 66

け

毛	6, 166
脛骨	10, 25, 41, 69
脛骨神経	60, 98, 100
脛骨粗面	58
脛骨動脈	60
頸横神経	92
頸横動脈	113
頸神経	80, 96
頸神経叢	83, 92
頸髄	83, 96
頸体角	24, 40
頸椎	14
脛腓関節	30
頸膨大	83, 92
頸リンパ節	120
頸リンパ本幹	120
血液循環	106
血管	6, 166
血球	6
結合組織	6
結合腕	82
結腸曲	141
結腸半月ヒダ	139
結腸ヒモ	135
結腸膨起	141
結膜	171
楔舟関節	42
楔状束	84
楔立方関節	42
月状骨	22, 38
肩関節	30
肩関節運動に働く筋	55
肩甲下窩	21
肩甲下筋	65
肩甲挙筋	51, 64
肩甲棘	21, 64
肩甲骨	10, 16, 21, 37, 51, 66
肩甲上動脈	113
肩甲切痕	21
肩甲舌骨筋	51
肩甲線	3
肩鎖関節	30
肩鎖靱帯	35
肩峰	21, 54
剣状突起	18, 33
腱画	52, 62
腱鞘分布	57

腱中心	53
原始卵胞	151

こ

コルチ器	169
ゴルジ装置	7
ゴルジマッツォーニ小体	166
呼吸器	124
呼吸器系	124
呼吸細気管支	129
固有肝動脈	114, 142
固有層	140
固有層粘膜下組織	148
固有束	86
股関節	30, 40
股関節の運動に働く筋	59
鼓室	6, 168
鼓室階	169
鼓膜	168
口蓋咽頭弓	132
口蓋舌弓	132
口蓋扁桃	126, 132
口角下制筋	49
口角挙筋	49
口腔	124, 134
口腔腺	104
口輪筋	49
広背筋	4, 51, 64
甲状頸動脈	113
甲状舌骨筋	51
甲状腺	6, 124, 157
甲状軟骨	16, 126, 135, 160
甲状披裂筋	127
交感神経	75, 93, 103
交感神経幹	104
肛門	135
肛門管	150
肛門挙筋	52
岬角	20
後角	84
後眼房	171
後脛骨筋	60, 71, 100
後脛骨動脈	115
後交通動脈	112

後根	84
後索	84
後索核	87
後枝	99
後十字靱帯	41
後縦靱帯	31
後上腕皮神経	94
後神経束	93
後正中溝	84
後脊髄小脳路	86
後仙骨孔	14
後前腕皮神経	94
後側頭泉門	13
後大腿皮神経	98
後大脳動脈	111
後頭	89
後頭骨	12
後頭動脈	111
後頭葉	77
後半規管	170
後葉	159
後輪状披裂筋	127
虹彩	104, 171
咬筋	49
喉頭	126, 134
喉頭蓋	126, 132
喉頭蓋軟骨	128
喉頭室	127
硬膜	171
鉤状突起	37
鉤突窩	22
興奮伝導	74
黒質	79, 89
骨	6, 10
骨格	10
骨格筋	46, 74, 88
骨幹	11
骨筋	52
骨質	11
骨髄腔	11
骨端	11
骨端線	11
骨半規管	169
骨盤	19, 34, 70

骨盤腔	19
骨盤神経叢	104
骨盤内臓神経	104
骨膜	11, 28
骨迷路	169
骨ラセン板	169

さ

左心耳	109
左心室	106
左心房	106
左右肝管	142
左葉	142
鎖骨	10, 17, 33, 51, 66
鎖骨下筋	52, 62
鎖骨下静脈	120
鎖骨下動脈	110
鎖骨間靱帯	33
鎖骨上神経	92
鎖骨切痕	18
坐骨	20
坐骨結節	20, 34, 52
坐骨神経	83, 98, 100
坐骨大腿靱帯	34, 40
細胞	7
細胞体	74
細胞膜	7, 153
臍静脈	107
臍動脈	107
鰓弓由来器官	6
杯細胞	128, 140
三角靱帯	43
三角筋	51, 62, 94, 117
三角骨	22, 38
三叉神経	80, 101
三尖弁	108
酸味	132

し

シナプス	76
シュワン細胞	74
ショパール関節	42
シルビウス溝	77
子宮	137, 150

子宮筋層	151
子宮腔	150
子宮腺	151
支持細胞	175
矢状縫合	13
矢状面	2
糸球体	147
糸球体嚢	147
糸状乳頭	133
刺激伝導系	109
指骨	22, 26
指伸筋	54, 67, 95
指節間関節	30, 42
脂腺	166
脂肪	166
脂肪滴	162
視蓋脊髄路	86
視覚器	171
視覚領	78
視交叉	159
視細胞	173
視細胞層	172
視索	80
視索上核	159
視床	79, 87
視床下核	89
視床下部	79, 157
視床核	158
視神経	80, 101, 171
視神経交叉	80, 159
歯冠	132
歯頸	132
歯根	132
歯状核	82
歯肉	132
篩骨	12
篩骨洞	126
篩板	174
示指伸筋	67, 95
示指伸筋腱鞘	57
耳下腺	133
耳下腺管	133
耳介	168
耳管	168

項目	ページ
耳管咽頭口	125, 134
耳小骨	168
耳石	170
自由縁	167
自由神経終末	166
自由ヒモ	141
自律神経	75, 93, 103
自律神経系	103
茸状乳頭	133, 175
色素細胞	6, 172
軸索	74
軸糸	153
軸椎	14, 31, 92
舌	⇨舌（ぜつ）の項を見よ
室間孔	85
室頂核	82
室傍核	159
膝窩筋	71
膝窩静脈	119
膝窩動脈	115
膝蓋骨	10, 41, 58, 69
膝蓋靱帯	41, 69
膝蓋面	24
膝関節	30, 41
実質性器管	121
車軸関節	29
射精管	148, 152
斜裂	124, 129
尺骨	10, 23, 36
尺骨茎状突起	23
尺骨神経	83, 93
尺骨動脈	113
尺側手根屈筋	4, 54, 66, 96
尺側手根屈筋腱	5, 56
尺側手根伸筋	54, 66, 95
尺側手根伸筋腱	57
尺側皮静脈	116
手根	39
手根間関節	38
手根骨	22
手根伸筋	66
手根靱帯	39
手根中手関節	38
手指骨	10
手内筋	56
手内在筋	68
手部	56
主幹	110, 116
樹状突起	74
舟状骨	22, 26, 38, 42
終糸	74, 92
終脳	77
終末細気管支	129
終末槽	47
集合管	147
集合管系	147
雛眉筋	49
十二指腸	114, 118, 135, 163
十二指腸乳頭	163
重層上皮	8
絨毛	139
出血細胞	151
女性生殖器	150
小円筋	54, 65, 94
小器官	7
小胸筋	52, 62
小頬骨筋	49
小結節	22
小後頭神経	92
小指外転筋	54, 68, 96
小指球	5
小指球筋	56
小指屈筋	96
小指伸筋	54, 67, 95
小指対立筋	56, 68, 96
小泉門	13
小腸	104, 118, 137, 140
小腸間膜	137
小転子	24, 34
小殿筋	70
小脳（半球）	101
小脳	77, 89
小脳脚	89
小脳髄質	82
小脳虫部	81
小脳皮質	82
小脳扁桃	81
小皮縁	140

小伏在静脈	119
小帽	170
小網	137
小葉間静脈	142, 147
小葉間胆管	142
小葉間動脈	142, 147
小腰筋	58, 70
小菱形筋	51
小菱形骨	22, 38
小彎	135
松果体	6, 77, 157
消化器	6
消化腺	140
笑筋	49
掌側骨間筋	56, 68, 96
掌側尺骨手根靱帯	39
掌側靱帯	39
掌側橈骨手根靱帯	39
硝子体	171
漿膜	140
踵骨	26, 42
踵骨隆起	42
踵腓靱帯	43
踵立方関節	42
上下垂体動脈	159
上角	21
上顎骨	12
上顎洞	126
上顎洞開口	125
上関節窩	31
上関節突起	14
上気道	125
上丘	79
上行結腸	118, 135, 141
上行性伝導路	86
上行大動脈	109
上後腸骨棘	20, 58, 64
上肢	4, 66, 94, 107, 113, 117
上斜筋	173
上小脳脚	81
上小脳動脈	112
上伸筋支帯	60
上神経幹	93
上唇	125

上唇挙筋	49
上唇鼻翼挙筋	49
上前腸骨棘	20, 34
上双子筋	70, 98
上爪皮	167
上大静脈	106, 116
上腸間膜静脈	118, 138, 143
上直筋	173
上殿神経	83, 98
上皮細胞	140
上皮細胞列	162
上皮小体	6, 157, 160
上皮組織	8
上腓骨筋支帯	60
上鼻甲介	125, 174
上鼻道	174
上葉	124, 129
上腕	66
上腕筋	54, 66, 95
上腕骨	10, 22, 35, 51
上腕骨滑車	22
上腕骨頚体角	21
上腕骨小頭	22, 36
上腕骨頭	22, 35
上腕三頭筋	37, 54, 66
上腕静脈	116
上腕深静脈	113
上腕動脈	110
上腕二頭筋	4, 54, 66
静脈	116, 172
静脈角	120
静脈管	107
静脈弁	116
食道	114, 124, 134, 160
食道起始部	135
食道噴門角	135
食道裂孔	53
心筋	46
心血管系	106
心尖	108
心臓	104
心膜	6
伸筋支帯	57
神経	74

神経下垂体	6, 159
神経外胚葉	6
神経管	76
神経筋接合部	74
神経系	75
神経溝	76
神経細胞	74
神経終末	166
神経節	104
神経節細胞	162, 172
神経節細胞層	172
神経線維	76, 172
神経叢	104
神経部	172
神経分泌顆粒	159
真皮	166
真肋	18
深指屈筋	67, 96
深掌動脈弓	113
深静脈	119
深層外旋六筋	70
深頭	56
深腓骨神経	100
人字縫合	13
靭帯	28
靭帯性腱鞘	57
腎盂	146
腎小体	147
腎静脈	146
腎錐体	146
腎臓	104, 146
腎単位	147
腎柱	146
腎動脈	16, 146
腎乳頭	146
腎杯	146
腎皮質	146

す

頭蓋骨	10
水晶体	6, 171
水平細胞	172
水平面	2
水平裂	124, 129

垂直軸	25
膵管	135, 138, 163
膵臓	104, 118, 135, 157, 163
膵頭	163
膵島	163
錐状体細胞	172
錐体	80
錐体外路	89
錐体交叉	80, 88
錐体路中枢	88
錐体路	88
随意筋	46
髄核	32
髄質	146, 151
髄鞘	74
髄脳	77
髄膜	84

せ

セメント質	132
セルトリ細胞	153
セロトニン	75
正円窓	169
正中神経	83, 93, 96
正中仙骨静脈	116
正中仙骨動脈	110
正中仙骨稜	14
正中面	2
生殖器	104, 150
成熟卵胞	151
声帯靭帯	127
声帯ヒダ	126
声門	127
精管	148, 152
精管膨大	148
精丘	149
精細管	153
精索	153
精子	153
精子細胞	153
精祖細胞	153
精巣	148, 152, 157
精巣上体	148
精巣上体管	153
精巣上体頭部	153

索引 187

精巣上体尾部	153
精巣上体体部	153
精巣中隔	153
精巣網	153
精巣輸出管	153
精嚢	148, 152
赤核	79, 89
赤核オリーブ路	89
赤核脊髄路	86
赤体	151
脊髄	6, 75, 88, 92
脊髄円錐	92
脊髄視床路	87
脊髄神経	75, 92
脊髄神経節	87
脊柱	10, 14
脊椎	31, 137
切痕	18
舌	126, 132, 175
舌咽神経	80, 101
舌下神経	80, 92, 101
舌下腺	133
舌筋	133
舌骨	51, 128, 160
舌骨下筋	92
舌腺	133
舌乳頭	133
舌粘膜上皮	175
舌扁桃	132
仙棘靱帯	34
仙結節靱帯	34
仙骨	10, 14, 20, 34
仙骨角	14
仙骨管	14
仙骨岬角	19
仙骨神経叢	83, 92, 104
仙骨裂孔	14
仙髄	83, 104
仙腸関節	14
仙椎	14
尖体	153
浅横中足靱帯	60
浅指屈筋	54, 66, 96
浅指屈筋腱	5

浅掌動脈弓	113
浅頭	56
浅腓骨神経	100
栓状核	82
腺性下垂体	6, 159
腺房	163
線維性結合組織	8
線維輪	32
線毛	128
前外側溝	84
前角	84
前角細胞	88
前額面	2
前眼房	171
前弓	31
前距腓靱帯	43
前鋸筋	4, 52, 62
前胸鎖靱帯	33
前脛骨筋	58, 69, 100
前脛骨動脈	115
前脛腓靱帯	41
前交通動脈	112
前交連	79
前根	84
前索	84
前枝	99
前室間枝	109
前斜角筋	51
前十字靱帯	41
前縦靱帯	31
前障	78
前上腕回旋動脈	113
前心臓動脈	109
前正中線	3
前正中裂	84, 92
前脊髄視床路	86
前脊髄小脳路	86
前側頭泉門	13
前大脳動脈	111
前庭	168
前庭階	169
前庭神経	170
前庭脊髄路	86
前庭窓	169

索 引

263-01479

前庭ヒダ	127
前庭膜	169
前頭橋核路	89
前頭筋	49
前頭骨	12
前頭断面	78
前頭洞	125
前頭洞開口	125
前頭葉	77, 89
前捻角	24, 40
前半規管	170
前皮質脊髄路	86
前縦骨頭靱帯	41
前葉	159
前立腺	148
前腕	66
前腕正中皮静脈	117

そ

咀嚼	132
咀嚼筋	50
粗面小胞体	7
組織	7
鼠径管	52
鼠径靱帯	34, 52
鼠径リンパ節	120
双極細胞	172
爪根	167
爪床	167
爪体	167
爪母基	167
僧帽筋	51, 92
僧帽弁	108
総肝管	142
総肝動脈	114
総腓骨神経	100
総頸静脈	120
総頸動脈	51, 110
総骨間動脈	113
総指屈筋腱腱鞘	57
総指伸筋	66
総指伸筋腱	5
総胆管	135, 163
総腸骨静脈	116

総腸骨動脈	16, 107, 115
総腓骨神経	98
象牙質	132
臓側	137
束状帯	162
足関節の運動に働く筋	59
足弓	42
足根管	60
足根中足関節	42
足趾骨	10
足底筋	58, 71, 100
足底腱膜	43, 60
足背静脈網	119
足背動脈	115
足部	42, 60, 71
側角	84
側索	84
側枝	74
側頭	89
側頭筋	50
側頭骨	12, 168
側頭葉	77
側脳室	85
側副靱帯	39

た

ダグラス窩	150
多腹筋	48
多列上皮	8
唾液腺	133
楕円関節	29
体圧の伝達	43
体幹	118
体幹後面	64
体幹前面	62
体節	76
体知覚領	78
体表観察	4
胎児の血液循環	107
胎盤	107
帯状回	158
大円筋	4, 54, 64
大胸筋	4, 52, 62, 117
大頬骨筋	49

用語	ページ
大結節	22
大耳介神経	92
大十二指腸乳頭	138, 143
大静脈孔	53, 116
大心臓動脈	109
大泉門	13
大腿	69
大腿筋膜張筋	5, 58, 70
大腿骨	10, 24, 40
大腿骨頸部	24
大腿骨頭	24, 41
大腿骨頭靱帯	41
大腿四頭筋	69
大腿四頭筋の腱	41
大腿静脈	116
大腿神経	83, 97
大腿深動脈	115
大腿直筋	5, 58, 99
大腿動脈	115
大腿二頭筋	5, 58, 100
大腿方形筋	70, 98
大腸	104, 137, 141
大転子	24, 34, 41
大殿筋	5, 51, 58, 64, 69
大動脈	106, 135
大動脈弓	106, 110
大動脈弓後	135
大動脈弁	108
大動脈裂孔	53, 110
大内転筋	58, 70, 99
大脳	77, 85
大脳基底核	78
大脳脚	79
大脳縦裂	78
大脳動脈輪	112
大脳(半球)	77
大脳皮質	78
大伏在静脈	119
大網	137
大網ヒモ	141
大腰筋	53
大菱形筋	51
大菱形骨	22, 38
大弯	136

用語	ページ
第1胸椎	17
第1頸椎	14
第一次精母細胞	153
第1中足骨頭	42
第1肋骨	108
第2頸椎	14
第二次精母細胞	153
第3脳神経	79
第3脳神経核	79
第3腓骨筋	60, 71, 100
第4~5胸椎	135
第4腰椎	115
第5中足骨頭	42
第6頸椎	135
第8胸椎レベル	116
第9肋骨	64
第10胸椎	135
第11肋骨	64
第12胸椎	17
第三脳室	77, 85
第四脳室	77, 85
単層円柱上皮	8
単層扁平上皮	8
単層立方上皮	8
胆	118
胆道	143
胆嚢	6, 135, 163
胆嚢管	138, 142, 163
淡蒼球	78
淡明層	167
短・長橈側	66
短胃動脈	114
短骨	11
短指伸筋	100
短小指屈筋	68
短掌筋	54, 68, 96
短頭	100
短橈側手根伸筋	54, 67, 95
短内転筋	70, 99
短腓骨筋	60, 69, 100
短母指外転筋	54, 68, 96
短母指屈筋	54, 68, 96
短母指伸筋	58, 67, 95
短母指伸筋腱	5

短毛様体神経	171
男性生殖器	152

ち

知覚中枢	87
恥骨	20
恥骨下角	19
恥骨筋	58, 70, 99
恥骨結合	20, 34, 52, 148, 150
恥骨大腿靱帯	34, 40
恥骨尾骨筋	52
置換骨	11
緻密質	11
膣	137, 149
中間楔状骨	26
中間広筋	70, 99
中間部	153, 159
中耳	168
中斜角筋	51
中手骨	22
中小脳脚	81
中心窩	171
中心灰白質	79
中心管	84
中心後回	87
中心小体	7, 153
中心静脈	142
中心前回	88
中心乳び腔	140
中神経幹	93
中枢神経	6, 76
中枢神経系	75
中節骨	22, 26
中足間関節	42
中足骨	26
中足趾節関節	42
中大脳動脈	111
中殿筋	64
中脳	77, 104
中脳蓋	79
中脳水道	79, 85
中脳被蓋	79
中胚葉	6
中鼻甲介	125, 174

中鼻道	174
中葉	124, 129
虫垂	135, 139
虫垂開口部	141
虫様筋	56, 68, 96
肘関節	30, 37
肘関節運動に働く筋	55
肘筋	54, 67, 95
肘正中皮静脈	117
肘頭	23, 37
肘頭窩	22
肘部	36
長管骨	10
長胸神経	83, 93
長後索路	86
長骨	11
長指屈筋	58, 100
長指伸筋	58, 100
長掌筋	4, 54, 67, 96
長掌筋腱	5
長足底靱帯	43
長短腓骨筋	69
長橈側手根伸筋	54, 67, 95
長内転筋	58, 70, 99
長腓骨筋	58, 71, 100
長母指外転筋	57, 67, 95
長母指屈筋	54, 60, 66, 96, 100
長母指屈筋腱腱鞘	57
長母指伸筋	58, 67, 95, 100
長母指伸筋腱	5
長母指伸筋腱腱鞘	57
腸陰窩	140
腸間膜	140
腸間膜動脈	107
腸管	106, 139
腸脛靱帯	5, 58
腸骨	20
腸骨筋	53, 58, 69, 99
腸骨鼠径神経	97
腸骨大腿靱帯	34, 40
腸骨尾	52
腸絨毛	140
腸の長さ	137
腸腰筋	69

腸リンパ本幹	120
蝶形骨	12
蝶形骨洞	126
蝶番関節	29
聴覚器	168
聴覚性言語中枢	78
聴覚領	78
直精細管	153
直腸	118, 135, 149
直腸子宮窩	150

つ

ツチ骨	168
椎間円板	32
椎間関節	32
椎孔	15
椎骨	15, 31
椎骨切痕	15
椎骨動脈	112
椎体	15, 32
爪	6, 167

て

手 ⇨手(しゅ)の項も見よ	5, 22, 38
転子窩	24
転子間線	24
転子間稜	24
伝導路	86

と

ドーパミン	75
豆状骨	22, 38
島	78
透明帯	151
透明中隔	158
頭	153
頭蓋腔	124
頭蓋骨	10
頭頸部	110
頭頂後頭溝	77
頭頂骨	12
頭頂葉	77
頭半棘筋	51
頭板状筋	51

頭部	107
橈骨	10, 23, 36, 94
橈骨窩	22
橈骨茎状突起	23
橈骨手根関節	38
橈骨神経	83, 93
橈骨動脈	113
橈骨輪状靱帯	36
橈側手根屈筋	4, 54, 66, 96
橈側手根屈筋腱	5
橈側皮静脈	116
洞房結節	109
洞様毛細血管	142
動眼神経	79, 101
動脈	110, 172
動脈管	107
動脈管索	109
導管	156

な

内果	25, 43
内顆粒層	172
内腔	117
内頸動脈	104, 111
内耳	6, 168
内耳神経	80, 101, 168
内縦層	148
内臓器	135
内側顆	24, 41
内側楔状骨	26
内側広筋	5, 58, 99
内側膝状体	82
内側縦束	79, 86
内側上顆	22
内側上腕皮神経	94
内側神経束	93
内側前腕皮神経	94
内側足底神経	100
内側足底動脈	115
内側直筋	173
内側頭	100
内側腓腹皮神経	100
内側側副靱帯	41
内側毛帯	79

内側翼突筋	50
内弾性板	110
内腸骨静脈	116
内腸骨動脈	106, 115
内転筋群	69
内尿道口	148
内臓葉	6
内反足	43
内皮	110, 117
内腹斜筋	52, 62
内分泌腺	143, 156
内閉鎖筋	52, 70, 98
内包	78, 87, 88
内卵胞膜	151
内輪走筋層	139
内輪層	140
内リンパ	170
軟骨間関節	33
軟骨間靱帯	33
軟骨結合	33

に

ニッスル小体	74
二尖弁	108
二頭筋	48
苦味	132
入射光	172
乳腺	6
乳頭管	147
乳頭線	3
乳頭体	80, 158
乳頭部	172
乳ビ槽	120
乳様突起	12
尿	146
尿管	146, 152
尿管口	149
尿管内腔	148
尿細管	147
尿道	146
尿道海綿体	149
尿道球腺	148
尿道筋層	148

ね

ネフロン	146
粘液	128
粘膜	140
粘膜下神経叢	140
粘膜下組織	129, 140
粘膜筋板	140
粘膜固有層	140, 151
粘膜上皮	128, 136, 140, 148, 151
粘膜ヒダ	136

の

ノルアドレナリン	75, 162
脳	6, 75
脳幹	77
脳脚底	79
脳弓	158
脳室	85
脳神経	6, 75, 93, 101
脳神経核	80
脳脊髄神経	75, 93
脳底動脈	112
脳底部	112
脳梁	77, 158

は

ハムストリングス	69
パチニ小体	166
歯 ⇨歯(し)の項も見よ	132
歯のエナメル質	6
馬尾	83
背側骨間筋	5, 56, 68, 96
背側手根間靱帯	39
背部	51
肺	104, 129
肺静脈	107, 124
肺尖	124, 129
肺底	124
肺動脈	106, 124, 129
肺動脈弁	108
肺の大きさ	129
肺胞	124, 129
肺胞管	129
肺胞嚢	129

肺門	129
胚芽層	167
胚中心	121
胚葉	6
排尿筋	149
排卵	151
白線	52, 62
白体	151
白膜	153
薄筋	58, 70, 99
薄束	84
発生	6
鼻	⇨鼻（び）の項を見よ
半羽状筋	48
半関節	29
半奇静脈	116
半規管	168
半月	167
半月ヒダ	141
半月弁	108
半腱様筋	58, 100
半膜様筋	58, 100
板状筋	51

ひ

ヒス束	109
ヒューター三角	36
ヒューター線	36
ヒラメ筋	58, 100
皮下組織	166
皮枝	99
皮静脈	117
皮膚	166
皮膚脊髄路	88
皮膚腺	6
皮膚知覚路	87
皮膚の感覚装置	166
披裂軟骨	127
泌尿器	146
被殻	78
被膜	121
脾静脈	118
脾臓	114, 118
脾動脈	114

腓骨	10, 25, 41
腓骨筋	58
腓骨神経	100
腓骨頭	25
腓骨動脈	115
腓腹筋	5, 69, 100
尾骨	10, 20
尾骨筋	52
尾骨神経叢	92
尾骨尖	58
尾状核	78
尾状葉	142
尾髄	83
尾椎	14
尾部	153
鼻腔	124, 134
鼻腔構造	174
鼻骨	12, 125
鼻根	125
鼻根筋	49
鼻尖	125
鼻道	125
鼻粘膜嗅部	126
鼻翼	125
鼻涙管開口	125
膝	⇨膝（しつ）の項も見よ 58
肘	⇨肘（ちゅう）の項を見よ
左胃動脈	114
左冠状動脈	109
左鎖骨下動脈	109
左総頸動脈	109
表情筋	49
表層外胚葉	6
表皮	6, 166
標的器官	156
標的組織	156

ふ

プルキンエ線維	109
ブローカ中枢	78
不規則骨	11
不随意筋	46
付加骨	11
伏在神経枝	99

副甲状腺	157
副交感神経	75, 93, 103
副交感神経中枢	104
副耳下腺	133
副神経	80, 101
副腎髄質	6, 157
副腎皮質	157
副膵管	142, 163
副半奇静脈	116
副鼻腔	125
副閉鎖神経	97
腹横筋	52, 63
腹腔	104
腹腔動脈	114
腹腔内臓器	137
腹大動脈	110, 115, 137, 146
腹直筋	52, 62
腹部	52
腹膜	6, 137
腹膜上皮	140
腹膜垂	141
噴門	135
噴門第11胸椎	135
分界線	20

へ

ヘンレ係蹄	147
ヘンレのワナ	147
平滑筋	46, 110, 117, 129
平衡感覚器	168
平衡砂	170
平衡砂膜	170
平衡斑	170
平面関節	29
閉鎖孔	20
閉鎖神経	83, 97
壁側	137
片葉	81
扁桃腺	132
扁桃体	158
扁平骨	11
弁	108, 117

ほ

ホルモン	156
ボーマン嚢	147
ボタロー管	107
母指球	5
母指球筋	56
母指対立筋	56, 68, 96
母指内転筋	56, 68, 96
方形回内筋	56, 67, 96
方形筋	48
方形葉	142
放線状胸肋靱帯	33
胞状卵胞	151
縫工筋	5, 58, 99
房室結節	109
房室束	109
紡錘状筋	48
傍濾胞細胞	161
膀胱	6, 104, 137, 146
膀胱筋	149
膀胱三角	149
膨大部	170
膨大部頂	170
骨	⇨骨（こつ）の項を見よ

ま

マイスネル触覚小体	166
マイスネル神経叢	140
マジャンディ孔	85
膜半規管	169
膜迷路	169
股　⇨股（こ）の項も見よ	58
末梢神経系	75, 93
末節骨	22, 26

み

ミオシン	47
ミトコンドリア	7, 153
ミュラー細胞	172
味覚器	175
味孔	175
味細胞	175
味蕾	175
右胃大網動脈	114

索引 195

右胃動脈	114
右冠状動脈	109
右鎖骨下静脈	116
右鎖骨下動脈	109
右総頸動脈	109
右肺静脈	106, 129
右肺動脈	109
右房室弁	108
右迷走神経	135
右腕頭静脈	116
脈管	110
脈管系	106
脈絡膜	171

め

メルケル触覚盤	166
迷走神経	80, 101

も

モンロー孔	85
毛球	166
毛細血管	106, 140, 147, 156, 166
毛細胆管	142
毛包	166
毛様体	171
盲腸	135, 139
盲嚢	137
網膜	6, 171
網膜血管	172
網様体核	89
網様体脊髄路	89
門脈	106, 118, 142

ゆ

輸出管	147
輸出細動脈	147
輸出リンパ管	121
輸入管	147
輸入細動脈	147
輸入リンパ管	121
有郭乳頭	133, 175
有鉤骨	22, 38
有頭骨	22, 38
有毛細胞	170

幽門	136
幽門管	136
幽門腺	136
幽門洞	136
幽門部	136
遊離肋	18
指 ⇨指(し)の項も見よ	39
指の腱鞘	57

よ

ヨドプシン	173
腰三角	64
腰神経叢	83, 92, 97
腰髄	83, 104
腰仙骨神経幹	97
腰椎	14
腰方形筋	53, 63
腰膨大	83, 92
腰リンパ本幹	120
翼状靱帯	31

ら

ライディッヒ細胞	153
ラセン神経節	169
ラムダ縫合	13
ランゲルハンス島	143, 157, 163
ランビエ絞輪	74
卵円孔	107
卵円窓	169
卵管	150
卵丘	151
卵形嚢	169
卵細胞	151
卵祖細胞	151
卵巣	150, 157
卵巣管膜	151
卵母細胞	151
卵胞液	151
卵胞腔	151
卵胞上皮	151

り

リスフラン関節	42
リボソーム	7